U0007644

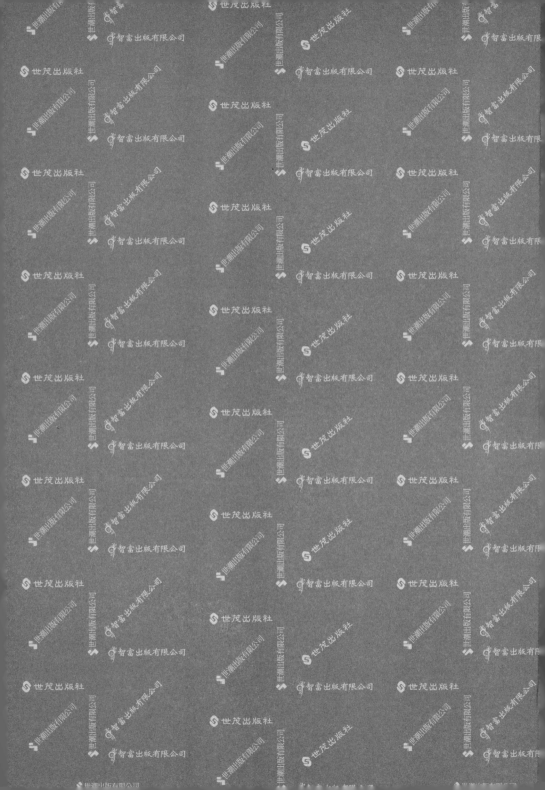

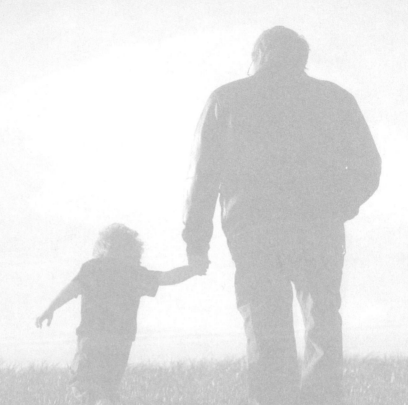

家有躁鬱兒

一本幫助你與孩子的實用指南

莘蒂・辛格（Cindy Singer）

雪兒・柯任芝（Sheryl Gurrentz）◎著

褚耐安◎譯

獻辭

♥ 　給茱莉：我美麗的女兒，我生命的光。妳成長為如此美好的少女，令我倍覺驕傲。身為妳的母親，我因而每天都不斷學習並成長。妳是我生命中最美好的部分！我對妳的愛比無限還多一些。（莘蒂）

　　給傑西：我的弟弟，我的朋友。我找不到適當詞彙形容你給我的特殊美好意義，但你明白我的心意。你是我生命的一部分，而且永遠是我生命的一部分，感謝上天！（雪兒）

　　我們敬佩你們照顧躁鬱症兒女的堅強、勇敢與無私奉獻。尤其感謝你們的陳述，使社會大眾得以了解躁鬱症兒童的想法和感覺，以及你們的生活真相。你們並非唯一面對困境的父母，但你們的經驗得以幫助其他有相同困難的人。

　　本書也獻給所有未曾接受確診並治療而喪失生命的躁鬱症兒童和成人。期望你們短促的生命，能幫助任何一人避免重複你們的命運。

目錄

引言
♥ 莘蒂的經歷

　　我至今仍然記得發現自己懷了茱莉當天的情形。我高興極了，雖然我對自己以及胎兒的夢想和希望還不夠具體。我至今仍然記得我當天穿的衣服，以及肚子裡有小生命的奇妙感覺。我們夫妻計劃懷孕6個月之後，終於有了結果。我們帶著一大串粉紅色和藍色的汽球，去父母親家裡報告喜訊。

　　那已是 12 年前的事了，但之後的發展與我想像的迥然不同。我的經驗足以和許多為人父母者分享：美好的，恐怖的，以及介於兩者之間的。有一段很長的時間，我覺得非常孤單。雖然有家人和朋友的支持，但我承受的壓力足以令人窒息。

　　茱莉 6 歲時，被診斷出有躁鬱症。於是我努力學習相關知識，使自己有能力控制這隻侵襲我女兒心智、身體和靈魂的怪獸。不幸地，我發現關於兒童躁鬱症方面的資訊非常稀少。我讀遍成人與青少年躁鬱症的資料，希望對我的女兒有些幫助。我行經幽暗的谷地，絕望地進行嘗試，儘可能不發生錯誤。

　　美國有約 200 萬人被診斷出有躁鬱症。如果加上有這種病但沒有被診斷出來的，以及被誤診的，還有因這種病喪失生命的，數目必然更龐大。最近的研究報告指出：躁鬱症患者被確診的年齡平均為 28 歲，但部分患者出現症狀的時間卻遠遠早於這個年紀……有些人甚至從嬰兒時期就有徵兆。有些母親甚至認為他們過動的子女是瘋子！茱莉 6 歲就被確診是躁鬱症，算是幸運的。我希望長期治療對她有幫助。

從茱莉呱呱墜地開始，我的人生完全改變，也走過與其他父母不一樣的歷程。我覺得自己彷彿走過漫長的陰暗幽谷，心理和知識都有了成長和改變。但大多數成長都是「嘗試錯誤」的結果。沒有既定的「指南」教我如何從甲點到達乙點，我只能見招拆招。多年來歷經成功和失敗，以及介於兩者之間的結果，我學到許多。我希望與我有相同困境的父母，能分享我的心得。

如果你的子女有躁鬱症，本書能提供實際的資訊，幫助你處理孩子的異常行為和情緒。本書將協助你面對診斷程序，並了解孩子被確診為躁鬱症或其他精神疾病的意義。本書也教導你如何管理你的生活，以減少躁鬱症對你和孩子的生活的影響。本書還教導你如何了解並愛你特殊的孩子，並接受及感恩你現在的生活。最重要的是，本書給予你支持和鼓勵，使你不至於覺得孤單；並提供眾多資料，使你可以獲得更多醫療與醫院方面的知識。本書的目的也在於增強你的能力和力量，使你成為照顧特殊子女的最佳父母親，同時又能兼顧自己的情緒和需求。

本書是我面對生命中最大挑戰的實際經驗。希望這些經驗，能幫助照顧且深愛躁鬱症子女的父母親行進得更為平穩。

作者註

如果你的孩子有躁鬱症，你將從本書獲得照顧與疼愛躁鬱症子女的大量資訊、建議以及真實故事。本書以躁鬱症為重點；但迄至目前為止，或許你還不確定你的子女是否有這種病，或其他精神疾病。因此，本書的前幾章在於指導你如何評

估你的子女是否有精神方面的疾病。不論你的孩子是哪一種精神疾病，診斷的程序都是一樣的。但我們的目的，不是教導你為孩子診斷，而是告訴你要幫助孩子必須做哪些事。

當你向自己以及他人承認自己的孩子有精神疾病時，必然遭遇若干困境，本書也協助你克服這些困境。我們也建議你如何與醫療團隊溝通互動；如何處理孩子的用藥問題；如何在照顧孩子的同時，也照顧好自己和其他家人；以及對於未來的規劃。由於許多被確診為躁鬱症的兒童，之前都被診斷出有其他精神疾病；因此與其他精神障礙孩子的父母溝通聯絡，確實非常重要。

作者莘蒂和雪兒都親身經歷家裡有躁鬱症孩子的生活。書中莘蒂對女兒茱莉的敘述，都冠以 ♥ 號。其他如茱莉的父親、莘蒂的親友，也各有敘述。雖然有些名字已經更改，但內容都是真實的。這些文字忠實地反映與躁鬱症兒童一起生活的點滴。

雪兒對於她的弟弟傑西、她的雙親，以及莘蒂和茱莉奮戰躁鬱症的敘述，也列於部分章節中，以說明躁鬱症兒童的兄弟姊妹、父母的朋友實際承受的影響。雪兒的敘述，說明一個兒童時期就有躁鬱症的人，長大至接近 30 歲才被確診的經歷。

我們希望這些故事，能以客觀心態和親身體驗，幫助你了解家有躁鬱症子女的生活；以了解及早診斷和治療的重要性，並了解親戚和朋友的感受。我們也希望這些真實故事能讓一般人了解躁鬱症兒童的父母的困難，並給予必要的支持和關心。

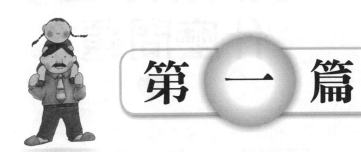

第 一 篇

陷入困境的父母

第一章

我的孩子出了
什麼問題?

　　一名嬰兒誕生了,小小的生命蘊含父母親一切的希望和夢想。孩子成長過程中,父母通常會發現實際狀況與他們當初的美好想像不盡相符,有些孩子更讓父母飽受震撼。

　　你的子女的行為,可能使養育的過程猶如經歷一場噩夢。以「麻煩兒童」形容你的孩子或許還不夠貼切。你發現自己無法控制他的行為,用盡各種方法都無效,但你仍然繼續努力。在這世界上,似乎只有你最了解自己的孩子,但你做得並不夠好,也不知道下一步該怎麼辦。

　　事實上,並非只有你陷入這種困境中。許多父母都和你有相同的遭遇。現在這些父母已經明白,改變教養孩子的方式、轉學、結交新朋友、進行節食等,都無法達到期望的效果。

　　此時你不禁要問:「究竟我的孩子出了什麼問題?」

　　♥　你的孩子像茱莉一樣,經常連續哭泣數小時無法安撫,拿叉子攻擊你,施詭計讓你摔落樓梯,還會踢

你、打你，或向你吐口水。面對每天都發生的怪異舉動，你既無助又疑惑：「究竟出了什麼問題？」

你面臨這些狀況嗎？

如果你的情形符合下列諸項敘述，你的孩子顯然是一位異常的「麻煩兒童」。

▲與大多數有相同年紀子女的父母相比，你每天的生活明顯不同，且麻煩多。

▲應該是輕鬆容易的日常生活，變成艱難的奮鬥。

▲你的書架上擺滿各種如何養育子女的書籍，但書中的方法對你的孩子全部無效。

▲你的朋友和你用相同的方法養育子女，他們快樂成功，你卻受盡挫折。

▲你孩子的問題行為與其他孩子類似，但你的孩子做這些行為的次數更頻繁，持續期間更久，且難以控制或無法控制。

▲你覺得家庭生活已經失控。孩子的情緒和行為主宰家裡的喜怒哀樂氣氛，也主宰家庭的活動。

▲別人稱讚你的孩子非常聰明。但如果日子能更好過，你寧可讓孩子的智商少 20 分。

▲你自認是好父母，但也開始認為自己是失敗的父母。

▲你認為自己的孩子可能在某方面真的有問題。

▲你的孩子在與你相處時，行為特別乖張。

▲你的孩子在學校一切正常，但一看到你就全變了樣。
▲因為孩子的行為無法預測，你不敢帶他到朋友家作客。

莘蒂的經歷

♥　嬰兒時期的茱莉經常哭鬧不休，彷彿她承受極大的痛苦。當她醒著時，傑夫和我幾乎永遠得輪流抱著她，長達 1 年我們夫妻倆幾乎不曾同時用餐。某天晚上茱莉哭鬧得特別兇，令我筋疲力盡。我也哭了，還大聲對傑夫吼：「她到底有什麼問題？我知道她一定有問題！」

醫師告訴我們，茱莉因為腹絞痛（Colic）才會哭鬧。但我心裡明白她的問題不只是如此，她的小小身體裡彷彿隱藏一股巨大力量。她希望永遠被抱著，卻又不安地扭來扭去。抱著茱莉時，她從來不肯安靜地靠在我身上，只是僵直了背抵著我。到她能自己抬起頭後，從來不肯將頭靠在我的肩膀上。也就是從這時候起，除了睡覺時間外，她的頭總是忙碌地轉動探看。茱莉大多數時間顯得生氣且沮喪，但奇怪的是，人多的場合她反而表現相當良好。茱莉喜歡熱鬧。我常說，如果我能提供 24 小時不間斷的馬戲團表演，茱莉就會是一名乖寶寶。

與醫師排定看診日期後，我簡直度日如年。我希望醫師給一個明確的答案，但每次醫師都說茱莉沒有問題。其實我很怕帶茱莉去看診，擔心醫師再一次讓

我茫然地抱著茱莉回家，完全不知道該怎麼辦。我真想哭求醫師別讓我自己一人面對茱莉，面對無法停止的哭鬧和無眠的夜晚。雖然我始終沒有真的這麼做，但醫師已看穿我的心。許多位醫師看著我搖頭說：「妳這輩子會被她弄得焦頭爛額，但我保證有一天妳會以她為榮。」當時這些話對我毫無意義，但現在卻成為我對未來的信心。

連續 15 個月之久，我無法整夜都安穩睡眠。很難形容那些孤寂的暗夜——夜復一夜孤單無助地試圖安撫女兒入睡。有些夜裡我與她一起哭泣，認為自己的生命已經毀了，我會變成一位可怕的母親。我甚至覺得自己已經精神不正常。記得有一晚，我不敢走近茱莉的嬰兒床，擔心自己會抓起她來摔在地上。我知道自己多次瀕臨崩潰邊緣。

茱莉的生理和智能發展比其他兒童早熟，8 個月大就能走路，滿兩歲時已經能說完整的句子。隨著逐漸長大，茱莉沮喪的程度似乎略為減少，但整體情況仍然嚴重。

大發脾氣是茱莉生活的一部分。她幾乎每天動怒，有時一天好幾次，每次持續 1、2 小時。我簡直無法相信她能如此大聲尖叫，且持續如此之久。當她生氣時，整個人完全失去控制，用力打我、踢我。我只好從背後抱住她，雙腳纏住她的雙腳，雙手緊捉住她的雙臂，直到她筋疲力盡才放手。有時我必須抓住她的頭，以免她張口咬我。最令人困惑的是，一件毫不重要的芝

麻小事或些微不順心，都足以引發她勃然大怒。就連我對她說一句「不可以」，也能令她怒不可遏，毀了一整天。

茱莉從小就明顯比其他孩子聰明。每位和她接觸過的人都認為她既聰明又能言善道。事實上，茱莉也是我所見過智識最早熟的孩子。我只好將她帶來的麻煩歸咎於她的天賦，這樣我的心裡會好過些。我發覺，茱莉的焦躁根源於她的生理無法與她的頭腦同步成長。但即使如此，其他母親誇讚茱莉聰明時，我一點也不覺得驕傲。我羨慕她們的孩子「普通」而且快樂──我的女兒卻是一個解不開的謎。我看得出來茱莉不像其他孩子那般無憂無慮，她一點也不快樂。直到現在我仍然懷疑，天生聰明是否真是上蒼的厚賜。我的女兒與其他孩子不同，確實是一項極大的挑戰。我們也曾將茱莉送往資優生學校，卻發現天資聰穎不是問題癥結。就讀資優生學校的期間，茱莉仍然問題重重。

茱莉 5 歲時，我已經了解下列兩點至少有一項是正確的：茱莉是一名麻煩兒童，或我是一位大錯特錯的母親。我閱讀每一本所能找到與養育兒女相關的書籍，但沒有一本對茱莉有用。我也曾參加教養子女的研習課程，並購買矯正暴躁兒童、反抗性強的兒童、注意力無法集中的兒童的音樂、遊戲、練習簿等，其中只有練習簿發揮若干效果，但維持不了多久。問題的癥結在於茱莉的行為缺乏邏輯性。她相當焦躁，反抗性又強，強迫、罰關房間、獎賞等手段，都無法鼓

勵她改變行為──因為她的行為無法改變。我漸漸明白，自己採取的任何「矯正」行為都終將失敗。

　　最後我們只好在她的房門外加一道鎖，一方面確保她的安全，一方面在她情緒失控時可以進行隔離。房門加鎖是不得已的措施，卻也是令人掙扎的措施。多位醫師、治療師、為人父母者都告訴我們，這樣做對茱莉最好；但我心中仍然無法驅離罪惡感。理智上我知道這麼做是正確的，一方面可以保護茱莉自己，一方面也確保她不傷害別人。沒有養育問題兒童經驗的父母，難以想像我們的心情：在緊鎖的房門邊，聽著女兒像一頭發狂的動物發出聲響，卻不知道如何幫助她。

可能是神經發展失調患者

　　閱讀至此，或許你已發覺，你關心兒女的行為並非沒有道理。你的孩子就像其他數百萬名兒童一樣，出現行為偏差這項神經發展失調的症狀。或許你很難想像自己的子女患有這一症狀，因為長久以來這類病症總冠以眾多不好聽的名稱，包括「神經病」在內。

　　目前有許多名稱用以形容這類型的失調症狀，大多數所指的狀況都相同，本書也交替使用。你可以選用下列自己覺得聽來較舒服的名稱：

▲精神疾病（Mental illness）

▲精神失常／精神失調（Mental disorder）

▲神經發展失調（Neurodevelopmental disorder）

▲神經生理失調（Neurobiological disorder）

▲神經心理失調（Neuropsychological disorder）

▲精神發展失調（Psychodevelopmental disorder）

▲腦部失調（Brain disorder）

▲行為失調（Behavioral disorder）

▲情緒失調（Mood disorder）

　　但無論你如何稱呼這種症狀，它都是一種健康失調的狀態，也就是一個人的行為不聽自己的指揮。然而大多數人仍然誤解並懼怕精神疾病。自我教育是袪除恐懼的最佳方法之一，我們來看看精神疾病的確切定義。

> 　　根據美國 1999 年的「衛生署長醫學報告」（Surgeon General's Report），精神疾病的定義為：個人健康狀況在思維、情緒或行為方面明顯改變，引起負面情緒或損害個人運作能力。

　　牢記這項定義，你才能對你孩子的行為有全面且客觀的了解。不願面對真相而逃避各種可能性，不如勇敢地面對事實。知識確實是力量。雖然害怕挖掘出的真相，但你知道得愈多，就愈能幫助自己的孩子。如果你的子女有精神疾病的現象，你必須盡全力運用所知予以治療。

第二章

我的孩子有
精神疾病嗎？

　　懷疑自己的子女有精神方面的疾病，固然是一件難以接受的事實，但若遲遲不敢求診和治療，事情反而更糟。你孩子的問題不會隨著年齡增長而消失，早期診斷與治療才是你送給孩子最好的禮物。大多數精神狀況有問題的孩子，經由確診並開始治療，都會有明顯的改善。不可等到你和配偶都覺得已做好心理準備才送孩子就醫！因為這一天永遠不會到來。你必須知道，精神疾病妨害孩子的心理成長，並且傷害孩子的自尊。千萬別諱疾忌醫。許多方法可以幫助你的孩子、你的家庭以及你自己的生活更好、更容易。

　　為了探知你的孩子的精神狀況是否有問題，你必須長期仔細觀察他的行為——不只是那些令你困擾的部分，還包括他顯現的獨特態度、行為和情緒。本章列舉的各種行為，可以協助你完成這項工作。你的職責不是為孩子下診斷，而是蒐集各種資訊供醫師確診，以進行治療。

　　下列表格可協助你全面且客觀地觀察自己子女的行為。事

實上，許多正常孩童也會呈現表中的數項行為，但躁鬱症（雙極性情緒障礙）和神經心理失調的孩子則會顯現多項表中的行為。有問題的孩子身受這些行為之苦，嚴重影響他們的正常生活能力。他們自己的生活及家人的生活陷入調整情緒和問題行為的輪迴。

什麼是「問題行為」？

▲妨礙孩子做其他事的行為。

▲妨礙孩子與玩伴或家人正常互動的行為。

▲妨礙家人參與社交活動的行為。

▲妨礙孩子學習或影響學業成績的行為。

▲妨礙孩子參與團體活動的行為。

▲妨礙孩子成功進行某事的行為。

▲危及孩子自己或他人的行為。

▲導致家庭生活不愉快的行為。

▲傷害孩子自尊心的行為。

躁鬱症和（或）其他神經心理失調病症的可能行為

雖然所有孩子都可能偶爾出現下列其中幾項行為，但要記住你孩子的行為有別於其他孩子，會更持久、更頻繁、更激烈、更嚴重。還要注意列出的可能徵兆。你的孩子可能有也可能沒有逐項經歷過。世上沒有相似的「典型」兒童，即使兩人

最後的診斷結果相同，也沒有哪位孩子的行為失調會與另一位的相同。

嬰兒時期很難安撫或很難入睡

　　「醫師診斷認為莎拉腹絞痛，所以我希望她到 3 個月大時就能停止大聲哭鬧。但她在 18 個月大以前整天都大哭大鬧。」（貝莉）

　　「從帶他回家那天開始，我的兒子就顯得非常焦躁。出生後的前 12 個星期，他哭鬧不休。後來情況雖然稍有改善，但我仍必須整天抱著他，因為不抱他就無法讓他睡著。夜裡哄他入睡是數小時的苦刑，他不願意安靜，更不喜歡獨處。現在他已經 7 歲了，仍然不喜歡獨自一人在自己的房裡睡覺。」（麗莎）

　　♥　從呱呱墜地開始，茱莉就非常焦躁。她很少睡覺，也難以安撫。我用盡各種方法也無法令她覺得舒服，因此心裡很挫折。我觀察同樣當媽媽的其他朋友，發現她們的寶貝都無憂無慮。生下茱莉不久，我就信心全失。撫育茱莉的每一項經驗，從換尿布、餵奶到參加家庭聚會，都顯得困難重重。

非常敏感

　　（參見第四章感覺統合障礙的內容）

「6歲大的女兒在聽覺、味覺、感覺和飲食方面都非常敏感。她無法忍受衣服有線頭、螢光、糊狀食物。任何微不足道的事都足以使她不安和分心。」（珍娜）

「傑洛米無法忍受青草。我們花了好幾個月工夫才讓他肯赤腳走在草地上。他直到 7 歲仍然儘量避免在草地上玩。他說他恨那種感覺。」（麥克）

具有嚴重的分離焦慮，且持續期間比一般孩童長

♥　在開始學走路的階段，茱莉從來不肯離開我的身體。她非常用力地抓住我的腿。即使她現在已經 12 歲，還是像漿糊一樣黏著我。無論在家或外出，我走到哪她就跟到哪。我進浴室時，她會靠在門邊透過門底縫隙和我說話；我聽電話時，必須躲進衣櫥、後院或車庫裡。她弄壞我的臥室門鎖，不讓我有片刻休息的時間。茱莉從來不獨自玩耍或自得其樂，孤獨的感覺最讓她害怕和焦慮。

「哄8歲的雷恩入睡，可能是長達2小時的苦刑。他不喜歡獨自一人睡在自己的房間。早上起床時，我常發現他在我床邊的地板上睡得香甜。白天他也不肯讓我離開他的視線。當他和其他小朋友玩的時候，我不能離開房間，否則他會拋下玩伴跟著我走。雷恩在嬰兒時期幾乎都睡在我懷裡，一將他放到嬰兒床上，

他就大聲啼哭，彷彿受到極大的驚嚇。我用盡各種辦法，也無法讓他獨自一人睡。」（安妮）

早熟

「大衛比其他孩子早熟。他 8 個月大就會走路，兩歲時說話就像大人，3 歲時就會看書。」（珮登）

「提姆可以鑽進任何東西裡，或闖入任何地方。我必須鎖住每一道門。他 8 個月大就能爬出嬰兒床柵欄外；9 個月大時已經能打開每一種「嬰兒保險鎖」；1 歲大時更會打開櫥櫃門和抽屜，而且利用櫥櫃門和抽屜攀爬到櫥櫃頂部。」（安迪）

♥　與她同年齡的孩子還講不出完整句子時，茉莉已經會問相當複雜的問題，譬如：「第一個人類從哪裡來？」她希望了解各種事，尤其是複雜的事。而且她不願意接受簡單的答案。

容易受挫

「無法拿到某個玩具，或無法按到一個鈕，或無法穿進一隻鞋，都會使 5 歲的黛拉生氣。似乎她對於無法運用自己的身體達成心中想望的事非常憤怒。」（大衛）

♥　要求茱莉做事是一件極大的冒險。如果她正在做其他事或情緒不佳，很可能會瞬間暴怒，大吼大叫。叫她做家事也是一樣。她眼睛盯著書本開始哭，說些自怨自艾的話，或憤怒地對我叫嚷。如果無法完成某件自己想做的事，她會十分沮喪。

在家中的行為最糟糕

「馬修五年級的老師稱讚他是一位乖巧安靜的孩子。但老師一點也不知道，馬修回到家裡就開始尖叫，敲打牆壁，而且直呼我的名字。我無法了解，他如何能讓自己在學校裡是乖寶寶，回家卻變成另一個人。我喜歡老師眼裡的馬修，也希望她能實際經歷我面對的馬修。」（黛安娜）

「我認為，7歲的德瑞克回家就彷彿變了個人，是因為他在學校裡已經憋了一整天，回家就再也忍受不了。他知道自己在家中受疼愛，安全得很，可以為所欲為。我希望他和我在一起時偶而能控制自己。但我也很高興他了解，無論他怎麼做，我仍然愛他。」（瑪莉亞）

♥　茱莉一年級時，她的老師認為我瘋了，才會帶茱莉去就醫。老師認為茱莉是一位可愛、害羞、專心的學生。我朋友的兒子與茱莉同班，他告訴老師我所說

茉莉在家中的行為是真的，老師才相信。

壓縮言語及思緒快速

「5歲的莉莎能一口氣說：『我希望聖誕禮物是腳踏車。你喜歡吃花椰菜嗎？船為什麼會浮在水面上？』有時她的思緒非常快，上一句話還沒說完，下一個念頭已經閃現。」（派美拉）

「有一晚，8歲的約翰第100萬次走出他的房間。我吼他：『你為什麼不睡覺？』他平靜地看著我說：『我同時想著火車，我喜歡吃的食物，我害怕有人從窗戶爬進來，我的朋友雷恩，如何布置我的房間，還有我喜歡和誰玩……所以我睡不著！』」（蘇曼莎）

「蕊貝卡經常胡思亂想，讓她無法專心做事。她9歲時曾告訴我，她希望能有一個開關關掉部分的腦袋運作。有一次她告訴老師，她的腦袋靜不下來，所以無法寫作業。」（理查）

情緒經常快速且劇烈變化

「我11歲的女兒在盡情快樂玩耍時，會毫無理由地突然變得非常憂鬱，而且說她希望死了。」（希安娜）

「8 歲的亞當發火了 1 小時，打破一扇門和一扇窗戶。突然間彷彿觸動了一個開關，他完全變了，抱住我，親我，告訴我他多愛我。」（史帝夫）

情緒兩極化

♥　對茉莉而言，沒有所謂的「中間地帶」。她可以像是全世界的皇后，也可以像是地球上最可憐的生物。她可以天真爛漫地非常快樂，也可以憤怒得危及自己和他人。

精力充沛

「10 歲的柏琳娜活力異常充沛，看顧她令我筋疲力盡。她彷彿是一個永不停止的彈簧球，大聲吵鬧，舉動異常，而且滔滔不絕。」（克里斯多夫）

「我的女兒非常好動。我最討厭聽別的父母說他們的子女很好動，因為他們並未見識過真正的好動。和我的女兒相比，他們子女的活動彷彿是慢動作電影。」（丹尼斯）

「布雷登永遠無法靜下來。他最安靜的時候就是邊騎搖動木馬邊看電視。雖然這樣他的身體還在動，不過總算是定點式的活動。」（莫妮卡）

「9 歲的蒂安娜精神狀況和一般人完全相反。晚上 11 點她精力充沛地活蹦亂跳，但到了早上 8 點時，她卻精神不振、昏昏欲睡。」（瑪莉娜）

喜歡騷擾或控制他人

「如果我的結婚對象像莎拉一樣惡劣，我早就離婚了。她喜歡騷擾、控制、惡作劇。她霸道、胡鬧、大聲喧嘩、令人討厭。從來不玩玩具，不重視他人的個人空間，沒有禮貌，喜歡攻擊別人。她今年才 6 歲。」（東尼）

♥　茱莉的玩具是人。我們彷彿是她的寵物，必須受她控制。她喜歡操控他人，但並不是有所求，只是純粹好玩。她對待朋友、家人、老師、醫師，都是這種態度。

經常發脾氣

「任何小事都可能使 9 歲的塔瑞生氣。即使她哥哥關心她，她也認為哥哥故意惹她生氣。她從來不認為自己的這種態度可能會影響到別人！我們的日子過得像在雞蛋上走路一樣，小心翼翼地避免引起她注意。」（克蕾莉絲）

「賈瑞德是我見過脾氣最暴躁的孩子。他的脾氣非常壞，而且非常不快樂。很難想像年紀這麼小的孩子竟然像老頭一樣暴躁。」（多娜）

非常擅長挑起他人的情緒

♥　不論與茱莉之間的互動是正面的或負面的，都會引發我的強烈情緒反應，就像坐雲霄飛車一樣。

「不管別人喜歡他或討厭他，我兒子都會做一些動作引發對方的反應。」（凱莉）

不守規矩

♥　我嘗試以各種我所知道的方法規範茱莉，但沒有一種有效。這些規範不但沒有改善她的行為，反而使她的行為更惡劣。

「7 歲的大衛經常罵髒話。我嘗試各種方法糾正他，包括威脅要拿走他的玩具，但他一點也不在乎。他不受威脅，也不顧後果，我行我素。」（瑪莎）

不服從

♥　茱莉的個性抵死不從。她討厭受別人指使。我要

她做某件事，她卻寧願關在房間裡一、兩小時不出來，彷彿聽從我是一種屈辱。和她玩遊戲千萬別想贏，否則後果就是家裡滿目瘡痍。

「如果我叫 8 歲大的柯樂做某件事，他就開始做他最糟糕的行為。他相當排斥受別人指使。即使只是建議他做某事或如何做，他也會完全反向而行。」（珍妮）

無法控制情緒

♥　茱莉不會生氣……她只會狂怒！

「4 歲的傑勒米能在一瞬間從平靜轉為發飆，而且無法安撫。即使是芝麻綠豆的小事，也會讓他暴怒。」（伊莉莎）

「面對微不足道的瑣事和如同天塌下來的大事，都會讓 10 歲大的艾琳爆發相同程度的怒火。她不生氣則已，一氣起來就不可收拾。我無法想像一個人會發這麼大的脾氣，而且如此頻繁。」（黛娜）

暴力傾向

「我常害怕到不敢睡覺，因為我 5 歲大的兒子無

法控制自己的行為。我擔心他會在半夜醒來，傷害自己或弟弟。坦白說，我也擔心他傷害我。」（羅賓）

「6 歲的約翰最近攻擊性很強。他打我，對我罵髒話。昨天他走到我背後，拿一本書用力打我，打得我的大腿瘀青。如果我也用同樣的方式打他，很可能得去坐牢。」（多娜）

「11 歲的嘉米對自己的物品充滿暴力。她拿起東西往牆上摔，或故意破壞，而且摧毀擋她路的所有東西。」（凱文）

「嘉勒柏的暴力行為始於摔東西，然後是打我，接著打他的妹妹和爸爸。他 8 歲時曾經將妹妹推下樓梯。他好幾次踢我家的狗，只因為狗兒聞了聞他的披薩。他也曾經用力捏妹妹，以致她留下多處瘀青。」（麥迪森）

♥ 茉莉 6 歲時，有一次我處罰她，她非常生氣。然後她待在樓上很久而且相當安靜，與平時大不相同。於是我走上樓想看她究竟在做什麼。我發覺她在樓梯的地毯上裝了 50 多根髮夾，尖端朝上，想讓我走上去時刺痛腳。我很驚訝，不僅是因為她用心惡毒，更因為她一反常態，耐心地花許多時間完成這個陷阱。

發脾氣時間持續很久

♥　幾乎整整 3 年的時間，我們是在茱莉發脾氣的日子中度過。茱莉至少每天發怒一次，她會癱在地板上大聲尖叫長達 2 小時。她像超人般強壯，將我趕離她的房間，然後在裡頭大肆破壞。有一回她怒氣沖天時，我打電話給心理醫師，好讓醫師從電話中聽到茱莉的咆哮聲。好幾次我必須阻止她傷害自己。她踢我、揍我，對我又咬又捏，甚至用頭撞我。有幾次她口吐白沫，我嚇壞了。茱莉動怒時像野獸一樣目露凶光，彷彿她整個人將要爆炸開來，又彷彿她在為自己的生命搏鬥。

「傑勒米發脾氣時，可以尖叫數小時不止，一面摧毀自己的房間，撞門、踢牆，而且不會累。我家裡處處有他暴怒時留下的痕跡，例如牆壁破洞、門把損壞、鏡子碎裂等。如果我兒子發脾氣的方式和其他正常孩子一樣，我可能大吃一驚。他已經 6 歲了，一生氣還是滿地打滾、大叫大鬧。」（傑米）

「迪倫不發脾氣，他只會暴怒。兩歲的孩子生氣或被寵壞的孩子得不到想要的東西時，叫做發脾氣；迪倫可不一樣，他暴怒時尖叫、摔家具、踢、撞、咬、打，破壞手邊任何碰得到的物品。迪倫今年 9 歲了，但我家裡各種設施仍然維持嬰兒安全式的設計，因為

我擔心他破壞時會傷到自己或別人。他狂怒的程度令人難以置信。」（夏儂）

難以控制衝動

♥ 茱莉說話和行為之前似乎不曾考慮。腦海中閃現的念頭，她立即說出來，完全不考量他人的感受。她當面說別人胖、有口臭、禿頭、有皺紋。這些話令人不舒服，也造成許多尷尬場面。茱莉並無意刺傷他人，只是她不像其他孩子會有個反對的小聲音在腦裡說：「我不應該這樣說。」

「如果珮琪想摸一下某件物品，她總是忍不住。她無法排隊等候，也不按照先後順序來。她已經 8 歲了，但還是這樣。」（摩根）

躁動、無法專心

♥ 有一段時間，我試圖讓茱莉好好坐在椅上。但她無法安靜坐著，也無法花較長時間專心做好一件事。她一下做這，一下做那，不斷變換，而且不停找事做。有時她還在屋裡繞圈圈跑。她永遠停不下來。

「9 歲的瑪德琳無法參與團體遊戲或運動。她無法安坐著等候指令，也無法等候和別人輪流做某事。還

沒輪到她，她便四處亂跑或找其他好玩的事。我們已經澈底失望，不想改變她，因為最後她仍然覺得很無趣。」（艾立克）

不守規矩

「我 9 歲兒子的行為，彷彿這世上沒有『規矩』這兩個字。到餐廳吃飯，他爬到桌上；學校開親子會時，他抽出椅墊鋪在地上坐。帶他去雜貨店，他就衝到櫃檯後拿自己喜歡的東西。」（卡拉）

脾氣火爆且行為難以預測

「我 8 歲女兒的行為方式是『先行動，然後找原因』。她會高高興興地和哥哥弟弟玩，如果遊戲快輸了，或哥哥弟弟不小心發出聲響，她會瞬間憤怒大哭。她發脾氣沒有任何醞釀期。傑森再也不和她一起玩，因為他不曉得什麼時候會突然挨一拳。」（南希）

♥　即使每件事都很順利，和茱莉在一起時我心裡永遠不安。因為我說任何一句話或做任何一個動作，都可能引發她動怒。與她相處，就像穿越地雷區一樣。

口出惡言

「我 12 歲兒子罵我的話實在難聽。即使最痛恨我的人，大概也不會用這麼難聽的話罵我。我簡直是他的『髒話沙包』，任憑惡毒、汙穢、憎恨的字眼往我身上打來。他罵完這些話後，覺得自己很了不起，抱我、親我，而且說他很愛我。我覺得像是被大卡車撞到。」（寶拉）

「我為兒子做一切的事，他卻說他恨我，因為我什麼事都沒為他做，說我是全世界最糟糕的媽媽。他甚至罵我『笨妓女』。他今年只有 6 歲。我不敢想像他長大後會用什麼字眼罵我。」（瑪莉莎）

反抗性高，喜歡和長輩作對

「校長對我女兒說話，她卻逕自站起來走出校長室。她還曾當著老師的面撕毀家庭作業。」（凱蒂）

♥ 對茱莉而言，任何事都是戰鬥。她為了爭論而爭論，似乎很喜歡藉這種方式與他人互動，尤其是對我和她爸爸。她顯得心腸惡毒，而且喜歡戰勝別人。她極愛爭論，可以為了辯贏「天空是綠色的」和別人吵得臉紅脖子粗。她四處尋找戰鬥機會，只要有人願意和她吵嘴或發生衝突，她就立刻挑起戰局。

膨脹自我的能力

♥ 茱莉認為她除了身高較矮外，和大人並沒有不同。她毫不尊重長輩，從牙牙學語開始，就認為聽從大人的指示毫無意義。

「7 歲的芮雪認為自己真的能飛。我必須防止她從窗戶跳出去。她並非想傷害自己才跳出窗戶，而是真的認為自己可以飛起來。」（仙德拉）

「10 歲的大衛認為自己不受法律和規範約束。別人做了是犯法或犯規的事，他做了卻不犯法也不犯規。有一天警察來家裡詢問他偷腳踏車的事，他一點也不害怕！」（凱倫）

判斷力差或喜歡做冒險行為

「9 歲的布雷登從冒險行為中獲得樂趣。他攀上屋頂，從樓梯的護欄外爬上樓，或掛在窗戶外。我嚇得半死，只好買顆球給他玩。」（艾莉森）

「有一天，潔西決定不繼續上課，逕自回家。老師以為她去上廁所。她走出校園，穿過數條交通幹道，徒步 4 哩回到家。她才 7 歲大。」（隆妮）

「傑勒米 6 歲時，有一天我在院子裡工作，聽到異常聲響，抬起頭來，看見他走在屋頂上。稍後我問他為什麼這樣做，他說覺得待在屋裡很熱，想到外面透透氣。」（黛安娜）

自我貶抑

「當我 7 歲的兒子對我說：『你恨我！你希望我死！我也恨自己！我是全世界最笨的人！』這時我該怎麼辦？」（喬登）

♥ 有時我對茉莉說：「不准那樣說我女兒！」因為她說自己很醜、很笨、像白痴，一點價值也沒有。她說這些話時很認真，使我心驚膽戰。不論我如何安慰她，她都不會覺得好過，只有時間能慢慢沖淡她對自己的不良感覺。

憂鬱、空虛

「8 歲的賈麥隆常覺得憂傷，彷彿一切都不順利，而且沒人愛他、關心他。他在家裡無聊踱步，不曉得做什麼。這時他顯得很憂鬱，腳步很慢。」（奈莉）

自殺念頭

「賈斯丁 4 歲時，第一次提到他想自殺。每次我想到我兒子真的自殺或他心裡有自殺的念頭，就覺得毛骨悚然。」（茱蒂）

「其他 6 歲的孩子對死亡覺得好奇和可怕，亞當卻有自殺的念頭和計畫。」（克勞蒂亞）

♥　茱莉 5 歲時開始提到自殺。剛開始她說：「我希望我死了。」或「如果我死了，每個人都會很高興。」接著她開始敘述她將如何做。她曾說要從窗戶跳出去，且好幾次真的打開窗戶。她又曾提及拿菜刀砍掉自己的頭，以及車子開得很快時跳下車。我怕得要命。如果她真的這麼做怎麼辦？如果她以別的方式自殺怎麼辦？……我曾想過上萬個「如果」，心裡非常害怕。

以自我為中心──萬事皆為我

♥　茱莉認為，世上任何事或任何人，都是針對她。她的表弟騎腳踏車摔跤，我上前關切，茱莉就說我一定不愛她，才會去關心別人。如果麵包店的鬆餅賣完了，茱莉認為他們想為難她才故意這麼做。如果我晚上與朋友出門，茱莉便認為我是想擺脫她。

缺乏同情心和同理心

「對蘿倫而言,道歉猶如受苦刑。即使她現在已經 10 歲,仍然無法從他人的觀點看事情。不論我多麼努力向她解釋她的行為會影響他人,她仍舊只重視自己的感覺。」(妮奈)

「8 歲的約翰看到別人受傷害,覺得很好玩;但若別人讓他覺得不舒服,他卻覺得對方應該去坐牢。即使其他小朋友以約翰用過的方法對付他,他也覺得那是兩回事。他只關心自己。」(珍娜)

惡意傷害他人

♥ 茱莉經常傷害我的身體和心靈。她會突然跳上我的背,或用力打我臀部,或扼住我的脖子。她說我很胖,衣服很醜,顯然故意傷害我。我向她解釋,我對她的所作所為有何感受,或她的行為已經傷害我,但她充耳不聞。有時她甚至馬上又做一次同樣的行為。

「我女兒上幼稚園時,在校門口遇見她最要好的同學,對方微笑著伸出友誼的手,說要好好對待她。我女兒卻抓住那人,將對方摔倒在地上,還用腳踹。你應該看看對方臉上受傷害的表情。她覺得很有趣,但我很痛心。」(亞媚莉雅)

為小事或無理由地哭泣

♥　茱莉時常哭泣，讓我也很難過。她哭泣的原因都微不足道，例如拉鍊卡住，或我說「不可以」，或床單起皺，或告訴她吃飯時間到了，都足以引發她哭泣。事實上，她常在早晨一醒來時就開始哭。

睡眠問題，包括作噩夢、睡眠時間變化極大

「我覺得自己像第一次當媽媽的人。我晚上能睡多久，全看我 7 歲的兒子睡多久。有的晚上他只睡兩小時就醒來，微笑著迎接新的一天。有時他卻從晚上睡到白天。很不幸地，我並無法預測他今天要睡多久。」（珍妮佛）

「珮琪 6 歲時，曾有一次做可怕的噩夢。她驚醒後還沉浸於夢中的情節。她說她看到血，而且覺得痛。」（蕊貝卡）

「9 歲的艾比喜歡在臨睡前整理房間。即使睡覺時間已經到了，她仍然花好幾小時搬動家具、整理書架或排列她的洋娃娃。她不是因為生氣或煩躁，而是必須做些事來消耗自己無窮的精力。叫她上床躺著是不可能的。」（莫琳）

「我 10 歲兒子的房間還裝設著嬰兒監視器——當然是隱藏式的，以防止他關掉。如果我聽到他均勻的呼吸聲，知道他還在睡；如果聽見他起床的聲音，我便立刻跑去查看。即使三更半夜，我也不知道他會做出什麼事。」（昆希）

說謊

♥ 茉莉是天才說謊家。即使她的嘴角殘留巧克力，卻可以直視著我發誓她沒有吃巧克力冰棒。我指出她的嘴角有巧克力痕跡，而且打開冰箱讓她看空了的冰櫃，她仍然抵死否認。有時我認為她說謊純粹是為了好玩。這是她將別人當成玩具來耍的另一種方式。說謊是她的嗜好之一。

侵入行為

「我 8 歲大的兒子具有家人稱為『近在眼前』的行為。和我說話時，他的臉直逼近到我臉前 1 吋；或是他黏著我如此近，試著將他的臉擺在離我臉 1 吋的位置。他似乎沒有個人空間的觀念，令人覺得很不舒服。」（賴利）

與朋友相處困難

♥ 　對茱莉而言，結交朋友和維持友誼都是很困難的事。其他小朋友剛開始時會接近她，但很快地就失去興趣。茱莉很霸道，不輕易妥協，個性倔強，而且凡事只想到自己。她會毫不猶豫地說：「我不想再和你玩，走開！」或罵她的朋友「笨蛋」，然而第二天又期望那位小朋友來找她玩。

與真實世界脫節或幻想

「有時我的女兒無法區分她腦中想的事和真實發生的狀況。有一次，她說她必須在上學前餵狗，而且她真的將玉米片倒進碗裡放在地上。她希望有一隻狗，但我們家沒養狗。而且那時放暑假，不必上學。我真的嚇壞了。」（傑奇）

「我和 5 歲的女兒玩得很高興，她突然說：「媽媽，另一個女孩哭了。」我問：「哪一個女孩？」她回答：「就是住我們家裡那女孩。我聽到她在哭。」事實上，我家並沒有另一名女孩。」（艾莉西亞）

「蜜雪兒 8 歲時曾出現幻想。她說看見昆蟲在牆壁上爬，但其實牆上沒有任何東西。還有一次，她說有一名男人在她房間裡，我們都嚇壞了。」（琳娜）

性早熟和挑逗動作

「艾比會做出挑逗動作展現她的『性感』。她有時會以很不恰當的方式親她的爸爸或我。她還試著摸我的胸部。一個小孩這麼做實在很不恰當，但她 6 歲就開始這樣。」（史塔希）

「說起來很不好意思，我 7 歲的兒子經常手淫。他有時想在我的面前手淫，我便要他進房間。如果他在學校或其他場合當眾手淫怎麼辦？」（艾蓮娜）

「我 9 歲的兒子沉迷於性語言和性動作。昨晚他寫了張字條給我，上面寫著：『長夜漫漫如何度過，寶貝？』」（安娜）

不當的便溺行為

「有一天，6 歲的嬌妮在髒衣籃裡小便，被我當場逮住。我發現在她的房間裡化妝檯和牆壁間的角落，有小便留下的汙漬。她的房間旁就是洗手間。我覺得很困擾。」（金伯利）

「凱莉 8 歲大時，有一天發脾氣，竟然站在我面前，當著我的面尿得自己一身濕。」（史蒂芬妮）

喜歡吃甜食

「如果 8 歲的瑪莉莎可以自由選擇，她會只吃糖果和麵。」（莎莉）

♥ 有時我發現茉莉潛進食品儲藏室，然後關上門。她顯然在裡面吃糖或冰淇淋。我在她的房間裡發現許多巧克力糖包裝紙，而且她囤積大量糖果和玉米片。真奇怪，我並沒有限制她吃什麼（但我懷疑是否會准許她從碗裡挖糖吃）。我不確定她為什麼偷藏糖果。

常有起床氣

「一天的生活中，我最害怕的就是叫醒 7 歲的傑克準備好去上學。整個家裡瞬間就變成壓力鍋。要他起床很困難，他會推說自己很疲倦，眼睛還沒睜開就開始哭。通常每天早上他會哭 1 小時或更久，分散在穿衣、吃早餐、刷牙等過程中。等他上學後，我覺得自己像躺在床上一樣舒服。」（甘德絲）

「早上叫 12 歲的凱文起床，就像要喚醒一隻冬眠的大灰熊。光是搖醒他就得花許多時間，然後他會像宿醉一樣，賴床 1 小時。許多次都是我幫躺在床上的兒子穿好衣服。有時我必須用蠻力拉他起床。他似乎在走出家門時才真正清醒。」（薛爾）

「朋友抱怨他 5 歲的孩子一早就吵醒他們起床，我真的羨慕極了。吉娜晚上都很晚睡，所以早上叫她起床困難重重。上幼稚園遲到還沒關係，明年上小學怎麼辦？」（翠莎）

對動物殘忍

「我的兒子對家裡的貓很殘暴。他 8 歲時曾拿膠帶綁住貓的四腳，還用門夾牠的尾巴。我們沒注意時，他會踢牠、騷擾牠。」（泰米）

自殘行為

「我女兒 10 歲大時，曾連續幾個月一直拔自己的頭髮。我們直到發現她頭上有禿塊才開始注意這件事。接著她拔自己的眉毛和睫毛。真是糟糕透了。你很難想像，孩子在你不注意時傷害自己。」（艾咪）

♥ 我聽到一陣重複的撞擊聲，衝上樓去，發現 10 歲的茉莉持續用頭撞牆。我問她為什麼。她回答：「我不知道，我不知道。」我試用各種方法安撫她，她還是繼續撞牆。我見識過多種茉莉自殘的方式，但她仍陸續推出新花招。我不知道她下次又會有什麼新花樣。

　　如果你養育兒女的經驗和本書第一章形容的相似，而且你孩子的行為類似本章的描述，你必須採取進一步行動，帶你的孩子求診於專家。或許你曾經帶他去接受診斷，與醫師討論他的行為，但結論是「他會長大。」「男孩就是男孩嘛！」「長大就沒事了！」可是你仍然有疑慮，否則你不會看這本書。如果你覺得自己的孩子有病，你應該徵詢第二意見、第三意見，甚至眾多意見，直到你覺得已有充分的正確資訊。我們就曾運用這種方式。你必須繼續嘗試，直到你能給予你的孩子幫助。帶孩子去診斷是非常重要的步驟。

第三章

正確診斷

診斷是什麼？

　　帶自己的兒女去接受診斷，確實是一件相當恐怖的事。這表示專業人士將明確宣布，你的孩子不僅與別的孩子不同或比較麻煩——還必須接受治療。診斷出孩子的病情，剛開始也許是負面的，但我們鼓勵你讓孩子獲得正確診斷。雖然為自己的孩子貼上標籤令人難受，而且擔心診斷結果出爐後，他人將以異樣眼光看待你的孩子。你既擔心，又希望知道你孩子的真正狀況。獲得正確診斷是改善你孩子生活的關鍵。

診斷的意義

▲診斷是簡單扼要地說明一組症狀。

▲診斷是一群專家溝通症狀的方法。

▲診斷是對於你孩子的行為原因的推斷。

▲最重要的是，確診可以使你的孩子獲得醫療照護，獲得美國政府的協助與保險給付，並安排至特殊學校就讀。

為你的孩子尋得適當的醫師

　　經由專家協助，你的孩子才能獲得正確診斷。醫界有曾受過精神狀況評鑑訓練的各類專家。精神科醫師有能力進行診斷、治療及預防精神疾病，包括開立處方和安排精神方面的治療。心理師也受過專業訓練，專精於精神狀況運作的過程及其彰顯的行為，有能力進行診斷、測試以及治療關於精神、行為、情緒失調等病症。但心理師不是醫師。治療師、諮商師、社工則是提供評鑑和治療的專業人士。

　　如果你的孩子出現問題行為，你懷疑他有躁鬱症，最好向精神科醫師求診，尤其是兒童精神科醫師。這些專家受過完整訓練，有能力進行治療。你可以諮詢了解你狀況的小兒科醫師、學校的心理師或心理輔導顧問，請他們推薦專業精神科醫師。尋找適當精神科醫師的管道還包括：居住地的精神病醫院、保險公司推薦的醫院、精神疾病互助團體、精神病協會、居住地的精神科醫師社團（可查閱電話簿黃頁），以及網路精神疾病諮詢。如果你認識子女有同樣困擾的其他父母，也可以請他們建議從何處著手。

　　當然，在美國如果你屬於保險醫療網或其他醫療照護制度，就不能直接找精神科醫師，而是經由你孩子的初級診療醫師推薦精神科醫師。孩子的精神醫療照護類型和金額可能有限制，所以你必須在醫療制度允許的範圍內為孩子找到能確診的醫師。如果你的孩子被診斷出屬於精神疾病，遊戲規則就改變了。躁鬱症和若干精神疾病屬於法定的生理性疾病，而非情緒性疾病。因此根據法規，你的保險公司必須像對其他的生理性

疾病一樣給付醫療費用，不適用對精神疾病的限制（參見第十
一章「與保險公司交涉」單元）。這也是使你的孩子獲得正確
診斷的重要因素，因為可以戲劇化改變你的保險給付。

　　大多數精神疾病患者被確診前，都已有多年病史。我們的
孩子沒有太多時間可等待，所以不要認為每位精神科醫師都具
有正確診斷你孩子病情的能力。根據之前你與多位醫師溝通的
經驗，以及你自己因為其他病症就診的經驗，你必須為自己和
孩子找到最適合的醫師。

　　　　「我無法相信我必須再重新經歷一次。賴克經過
　　　小兒科醫師、學校的心理師、精神科醫師等人評鑑，
　　　認為是注意力缺失過動症，但是投藥治療沒有效果。
　　　在學校無法專心學習並不是賴克唯一的問題，但專家
　　　們只看到這一點。我知道賴克的問題不單純，他們卻
　　　認為注意力缺失過動症就是最終答案。我想再找一位
　　　精神科醫師，重頭再來一次。」（嬌安）

　　有的醫師（在此醫師是指能進行診斷的健康照護專業人
士）提供免費的初步諮商，掛號時可以要求安排初步諮商，而
不是看診。如果醫師不提供免費初步諮商，要求能否在看診前
先藉由電話溝通病情。先諮詢多位醫師後，再選定最適當的一
位求診。進行初步諮商時，不必帶孩子去，你才可以和醫師充
分討論。而且在你選定最適當的醫師前，你的孩子無須和多位
不適合的醫師見面。初步諮商的目的在於選定對你的孩子最適
當的醫師。初步諮商是雙向溝通時間，醫師將會詢問你孩子的

狀況，你也應該事先準備好詢問醫師的問題。

詢問醫師的問題

▲你對於兒童情緒與行為方面的案例，有什麼相關經驗？

▲你對於兒童躁鬱症和其他精神發展失調病症的經驗如何？

　　如果你滿意醫師對於前述兩個問題的回答，再繼續問下列問題；如果對答覆不滿意，改找別的醫師。

▲診斷我的孩子，包括哪些步驟？

▲你需要我提供你哪些資訊？你需要孩子其他的長輩給你哪些資訊？

▲我該如何辦理掛號就診？如果我的孩子在排定就診時間前極需就診，多快可以獲診？

▲你如何處理保險給付事宜？

▲必要時可以打電話詢問你嗎？

▲你接聽電話的時段從幾點到幾點？你和其他醫師輪班接電話嗎？

▲你開藥的方式為何？你認為給兒童精神疾病的藥物恰當嗎？何時不宜給藥？

▲你願意與我孩子的學校和老師聯絡嗎？

▲你是否熟悉其他治療方法，例如日間留院治療或特殊教育治療？

▲你如何獲知最新的兒童精神疾病治療研究成果？

好醫師的特質

與醫師第一次討論時，注意下列各項：

▲顯現願意協助的熱忱。

▲鼓勵你提出問題並詳盡回答。

▲詢問你孩子的狀況。

▲對於兒童精神發展失調這一領域有豐富的知識。

▲歡迎並鼓勵你參與對你孩子的治療。

▲尊重你說的話，而且對你敘述的內容感興趣。

▲展現同理心，非常願意見你的孩子。

▲你能了解他的用字遣詞，而且不會讓你覺得不舒服。

▲使你覺得找到正確方向了。

▲不催促你，使你覺得他（或她）有足夠時間幫助你。

做好第一次就診前的準備

一旦選定醫師，就必須開始為第一次就診做準備。如果你不知道該做什麼，不妨探詢醫師第一次就診的內容，以便你的孩子和你都能有所準備。詢問醫師：你應該獨自前往還是帶孩子一起去？醫師希望獲得哪些資訊？希望你以何種方式提供資訊？醫師與你的孩子將進行哪些事項？你應該全程待在診間裡還是必須離開一段時間？

「我告訴 8 歲的喬，他將去看一位醫師，這位醫

師專精於腦部生化及這些化學物質對行為的影響。我
們討論曾治好他感冒的小兒科醫師、治好他牙疼的牙
醫、治好他眼睛的眼科醫師。因此喬認為去看一位精
神科醫師治好他的大腦，沒有什麼不好。我還向他解
釋，由於醫師無法看到或摸到他的大腦，因此唯一能
了解他大腦的方法，就是討論他的行為和感覺。」
（薩米）

　　下一步，就是提供醫師完整、忠實且精確的關於你孩子行
為的報告。就診──尤其是到精神科醫師處就診──是一件極
折磨人的事，最好不要單憑記憶向醫師陳述病情。如果你還未
整理出你孩子異常行為的總清單，不妨列出你最擔心的數項異
常行為。記下你孩子表現最差的實際情形。或利用第二章的問
題行為簡表為檢查表，就診時帶著它。務必以不誇大、不淡化
的方式，忠實敘述你見到的情形。醫師非常依賴你對孩子行為
的陳述，因此你必須做好充分準備。或許你在別人面前已經習
慣對你孩子的異常行為輕描淡寫，但就診時千萬不可如此。

　　「多年來，我們一直懷疑蜜雪兒有問題，但沒有
任何人認真對待我們的懷疑。其間雖然有人稍微用心，
為我們解開若干小謎團，但與獲得確診後真相大白的
感覺迥然不同。獲得確診的關鍵，在於我們詳細記錄
蜜雪兒的情緒與行為。我們記錄她在特定時刻的狀況：
睡眠狀況、遭逢困難時的反應、何時特別煩躁或特別
好動等。然後我們找到一位醫師，他有能力檢視這些

紀錄並看出問題癥結。我們與醫師藉由這些對蜜雪兒
的詳細紀錄溝通，提供醫師所需的齊全資訊以供診
斷。」（卡莉）

第一次就診前應準備的其他事項

除了了解第一次就診時醫師將做些什麼事，以及必須告訴
孩子這次看診的目的，並準備孩子行為的紀錄外，你還必須做
下列準備：

▲若有必要，向孩子的小兒科醫師取得一份介紹函。

▲確認看診的精神科醫師已取得孩子的全部病歷。你必須先寫
　一份申請書給孩子的小兒科醫師，請他轉送病歷。看診前數
　天再次確認精神科醫師已收到病歷。

▲準備好回答你在懷孕期間和分娩時的狀況，以及孩子在成長
　階段曾罹患的重大疾病。如果你曾經記錄孩子的重要成長情
　形，如什麼時候會走路、什麼時候會說話等，帶著這份紀錄
　就診。如果你沒有做這些紀錄，翻翻舊相簿，努力回憶孩子
　的重要成長階段和曾罹患的重大疾病。

▲由於許多精神疾病是生理性的，你必須準備好家族病史。仔
　細想一想，你的親戚是否有人罹患精神方面的疾病？或曾有
　人自殺？或濫用藥物？有憂鬱症？有酒癮？你還必須仔細回
　憶家族成員的就診紀錄、駕駛紀錄、理財能力、婚姻史和異
　常行為等。你可以打電話問家族成員，以幫助你回憶或告知
　你不知道的資訊。家族史則有助於醫師確認躁鬱症和其他精
　神疾病的原因。你能提供愈詳盡的家族史紀錄，對診斷就愈

有幫助。我們現在所謂的精神疾病，以前可能稱為「精神分裂」、「憂鬱症」或「發瘋」。如果你能找出他們使用過的藥物，醫師可以藉此了解這位家族成員的實際病況，作為診斷你孩子的參考。

▲準備好你和配偶的精神狀況病史。

▲事先想好：如果孩子必須服藥，你能接受嗎？務必抱持開放心態。如果你先做好心理準備，就能詢問醫師相關問題，並了解醫師使用藥物的策略。不論你對你的孩子服用藥物抱持積極或有所保留的心態，務必與醫師充分溝通。我們將在第八章進一步討論用藥的問題。

▲由於父親與母親對孩子行為的觀感和記憶不同，最好雙親一起帶孩子就診。父母都聽到醫師的第一手意見，對大人和孩子均有幫助。

▲就診時帶著小筆記本，隨時做紀錄。如果醫師允許，使用錄音機更方便。

▲掃除自己的心理障礙。帶孩子去看精神科醫師不值得大驚小怪。如果診斷出你孩子沒有精神方面的疾病，你至少可以根據這個事實，尋找其他協助孩子的方式。如果診斷出你的寶貝有精神方面的疾病，就可以進行後續治療。

　　「我的女性朋友鼓勵我帶瑪娜莉去看精神科醫師。她提醒我，有一次瑪娜莉弄傷自己的手指，我遲疑要不要帶她去照 X 光。最後我想通了：如果瑪娜莉骨頭碎了，而我沒有帶她去就診，豈不是罪孽深重；如果瑪娜莉骨頭沒碎，照 X 光又有什麼妨害。帶她去就診，

並不能改變指骨是否已碎裂的事實。看精神科醫師和
看其他科醫師其實沒有不同。」（琳達）

「我 7 歲大的兒子喬伊，有天晚上 10 點鐘時跑來
房間告訴我，他憎恨自己腦袋裡的念頭。我鼓勵他説
出來，他説他有時會氣得想咬自己。他還説，他沒有
生氣的理由，但卻無法不讓自己那麼想。最令我擔心
的是，他曾經有 1 個月之久每天無法控制地數次進行
一套舔手指動作。由於我們的家族病史中曾有罹患強
迫症的案例，我知道我必須帶喬伊去看醫師。但『帶
喬伊去醫院』卻一直只是我的行事曆裡的待辦事項。
事實上，約一星期後，喬伊問我是否曾和醫師聯絡。
雖然我認為帶孩子去看精神科醫師沒有什麼不好，但
真的要去做還是很難。不過我與喬伊的小兒科醫師討
論、取得介紹函、了解保險給付、開始打電話尋找精
神科醫師後，覺得自己取得了掌控權，一掃過去焦慮
的陰霾心情。我找到一位精神科醫師，告訴他我必須
確認喬伊是否有問題，是否必須接受治療。醫師告訴
我，我所陳述喬伊的症狀可能是強迫症。我製作好一
張喬伊的問題行為表，期待初診日趕快到來。我告訴
喬伊已經為他約了醫師，好幫助他處理腦裡的怪念頭。
喬伊給我一個熱情的擁抱。」（雪兒）

「要帶泰莉亞去看精神科醫師，我的心情非常複
雜。我覺得可怕、尷尬，卻又鬆了一口氣。我甚至擔

心，別人會指摘我不是一位好母親。我知道她無法控制自己的行為，小兒科醫師也建議我帶她去看精神科醫師。但我更擔心，如果精神科醫師也想不出辦法時，我該怎麼辦？最後，精神科醫師拍拍我的肩膀告訴我，帶泰莉亞來是對的，他可以幫助我們。我真不知道該如何形容當時那種絕處逢生的感覺。」（卡莎）

♥　茱莉 3 歲半開始進入資優兒童班，5 歲時必須做智商測驗，以決定是否繼續留在資優班。這是我尋求專家協助的開始。有人向我推薦一位極優秀的心理師。我向他傾訴茱莉的異常行為，他似乎非常了解茱莉何以會如此。遇到這位心理師，我覺得彷彿在我獨自一人扛著大箱子走過漫漫長路後，終於有人幫我抬起箱子一角，減輕我的重擔。這是我了解躁鬱症的開始。

診斷躁鬱症

　　診斷精神疾病是一件極困難的工作，尤其是躁鬱症。診斷這類病症無須檢驗血液、照 X 光，也無須檢查身體。因為這類症狀不容易被了解，也無法憑肉眼研判，而是運用刪除法進行一連串的嘗試錯誤。診斷這類疾病完全根據患者的行為（主要是患者家長敘述的患者行為）以及患者對藥物和治療的反應。

　　精神科醫師通常是以「美國精神科醫師協會」（American Psychiatric Association）出版的《精神疾病診斷統計手冊》（Diagnostic and Statistical Manual of Mental Disorders，簡稱

DSM）作為診斷工具。這本書列示每一種精神疾病的診斷指標。但即使《精神疾病診斷統計手冊》的指標非常清楚，但患者究竟該適用哪種指標卻是一件相當複雜的判斷。而且多種指標甚至有重疊現象，必須由專業人士進行精確研判。

專業名詞定義

下列專業名詞的簡單定義，可以幫助你了解診斷躁鬱症的重要詞彙。

診斷（Diagnosis）：專業人士以病症名稱描述患者的各種症候。

診斷指標（Diagnostic criteria）：藉以診斷某項精神疾病特定症候群指標表。

躁狂（Mania）：過度的熱切、愛好或想望，並伴隨焦躁不安；眾多思緒快速轉換，過度興奮；或極端的肢體行為。

憂鬱症（Depression）：一種身心狀況，特點為：無法專心、睡眠習慣激烈變動、活動能力降低、身體不適、焦躁不安、非常憂愁、沮喪、失去希望。

躁鬱（Dysphoria）：憂鬱症與躁狂同時發生或快速頻繁地輪流發生的身心狀況。

週期（Cycle）：某人變換數種精神狀態的特定期間。

與躁鬱症有關的其他專業名詞，請參考書末的字詞彙編。

　　多數人認為，躁鬱症是躁狂狀態和憂鬱狀態輪流發生的病症。診斷兒童躁鬱症最大的問題，在於患童處於躁狂或憂鬱時展現的行為不像成人那樣截然分明。多數罹患躁鬱症的兒童，躁狂與憂鬱狀態會同時展現或快速切換，呈現躁鬱症候群。也就是說，成人患者持續處於躁狂或憂鬱任一狀態的時段較長；兒童患者則於兩種狀態間快速變換，甚至一天來回變換多次。事實上，由於患童頻繁且快速地在兩種狀態間切換，因此非常難以分辨當時究竟處於何種狀態。

　　此外，兒童和成人躁鬱症患者呈現的症狀也有明顯的差異。例如躁狂的成人會在飛機上蹦跳、失蹤數日，或瘋狂大採購，他們的行為就是典型的瘋狂行為，因此可以很容易判斷出他處於躁狂狀態。相對地，躁狂的兒童則是呈現出躁動、活動力超強，或極度焦躁等狀況。

　　目前對於兒童躁鬱症的診斷有若干相左的見解。近年來較多學者認為，躁鬱症始於青春期或幼兒期，但有些學者不贊成這種說法。多數醫學專家和精神科專家認為，診斷成人精神疾病的指標不適用於兒童，可是目前仍有許多醫師以成人指標診斷兒童是否罹病。全美醫學協會（National Institute of Health）所屬的全美精神醫學協會（National Institute of Mental Health）已針對兒童躁鬱症進行專題研究。另有其他精神科學者則針對「兒童躁鬱症與其他精神疾病相結合情形」進行研究。

　　在本書第二章列舉的躁鬱症兒童患者的行為，技術上並不是以往藉以診斷的指標，但現在則是。這類行為常發生於被診斷為躁鬱症的兒童身上，因此我們列於本書中。某位研究精神疾病的專家指出，部分異常行為並非躁鬱症症狀，而是在成長

階段受精神疾病影響所形成的個人特質；另有部分異常行為則是其他心理發展失調的症狀（如叛逆症）或學習障礙（如注意力缺失過動症）（參見第 4 章關於其他精神疾病及其症狀以及與躁鬱症的類似行為）。不論是極端焦躁、有起床氣、無法專心，或與他人相處困難，都是精神方面疾病的症狀或精神疾病造成的特殊個性。你必須向醫師陳述孩子的這些異常行為，以幫助醫師進行診斷。

不論孩子已被診斷為患有躁鬱症，或日後被診斷為患有躁鬱症，許多專家及成千上萬孩子行為異常的家長都同意──孩子確實有問題，而且這個問題必須獲得正視和治療。

你現在應該已經了解，選擇一位好醫師非常重要。這位醫師必須了解兒童躁鬱症的複雜性，並揚棄躁鬱症傳統觀念，以進行正確診斷。

正確診斷

這一天終於到來──你信賴的醫師注視著你，告訴你，你的孩子罹患躁鬱症。

♥　我清楚記得茉莉被診斷為躁鬱症患者那一天。我至今還記得診間沙發的紋理和顏色。當時我曾經努力研究這種病症，以減輕自己的心理衝擊。說來令人難以相信，茉莉獲得確診之前，我只聽過這病名一次，那是在泰森（M. Tyson，前世界拳王）與妻子吉文斯（R. Givens）的電視訪問節目中。吉文斯談到泰森捉

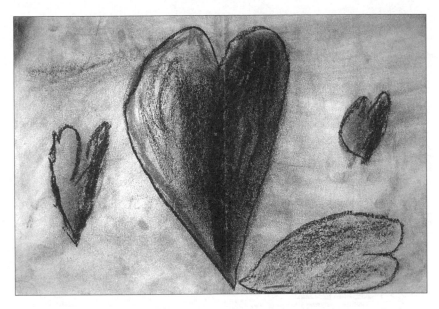

這張黑色心型圖是茱莉獲得確診和治療前較為正面的一張圖畫。

摸不定的情緒、脾氣,以及荒唐行為。泰森安靜地坐
在旁邊,眼神相當複雜。我不知道他是吃了藥,還是
計劃下節目後將吉文斯揍得鼻青臉腫。當茱莉獲得確
診那一天,就在診間的沙發上,電視上的畫面重新浮
現我的眼前。因為我希望淡化這個令人震驚的結果,
將它變成發生在他人身上的事。當時我差點休克。

　　務必記住,診斷並非獲得最終答案——而是另一個開始。
確定孩子罹患的疾病後,我們還是不知道該怎麼辦,但能讓我
們知道該從何處著手。確定孩子罹患的疾病,雖然未能使我們
更加了解孩子,但我們可以知道其他罹患相同疾病的孩子的病

史，以及何種治療對他們有效，何種治療對他們無效。確診並非對孩子的異常行為找到理由，而是協助你幫助自己孩子的工具。有時你覺得醫師的診斷非常正確，有時你卻又覺得好像不太對勁。但你應該了解，你孩子罹患的正確病名並不重要，孩子能獲得治療才最重要。診斷結果可以是大事一樁，也可以是芝麻小事，完全看你自己的選擇。如果你的觀點適切，診斷結果對你和孩子都是正面的。你可能要花些時間向週遭的人解釋診斷結果，如果你有信心而且不覺得尷尬，你的態度將影響其他人。

如果不是躁鬱症

　　如果診斷的結果不是躁鬱症，你仍然可以繼續閱讀本書。因為本書討論的撫育方法、與精神健康照護者的溝通方式、與保險公司的交涉、雙親對診斷結果的感覺、診斷結果對孩子和家人的影響等，對你都很有用。唯一不同的是你孩子的病名與治療方式。此外你也必須知道，許多孩子被確診為躁鬱症之前，曾被診斷為其他精神疾病。

第四章

你的孩子可能罹患多種精神疾病

躁鬱症之外

　　你的孩子被診斷為躁鬱症患者，不表示診斷程序至此完全結束。如果這項診斷不全然正確或不完整，你必須繼續尋找答案。躁鬱症兒童被診斷出患有其他精神疾病或顯示其他精神疾病是常見的情形。事實上，兒童躁鬱症患者常伴隨有其他精神疾病，並以躁鬱症為最主要症狀。躁鬱症與其他精神疾病「併發」的比率極高，與特定數種精神疾病併發的比率尤其高。但你無須擔心，「併發」與死亡無關。

　　例如根據全美精神醫學協會 2001 年的報告，90% 於青春期前罹患躁鬱症的兒童，同時患有注意力缺失過動症。同一份報告也指出，40% 的躁鬱症兒童同時罹患行為失調症；90% 同時罹患叛逆症，60% 則患有焦慮症或強迫症。近年來數項研究報告指出，躁鬱症兒童併發注意力缺失過動症與叛逆症的比率超過 95%。《躁鬱症兒童》（*The Bipolar Child*）一書的作者之

一巴波羅斯醫師（Dr. D. Papolos）也有相同結論。

被診斷出罹患躁鬱症的兒童，通常在更早階段即有其他精神疾病。雖然這些病症未被診斷出，但你孩子的若干異常行為並不屬於躁鬱症症候。因此除了了解躁鬱症外，你還必須了解其他精神疾病，以妥善處理你孩子的異常行為和異常情緒。你心底希望孩子的病因單純，但事實通常不然。因此你必須告訴自己，病因複雜不表示問題複雜。儘管你孩子的病因複雜，但每項病因都只是單一問題的各個部分，這個單一問題就是你的寶貝孩子。

♥　茱莉第一次被診斷出的病名是叛逆症。當時她5歲。我記得醫師拿出醫典給我們看這項病名的定義。我幾乎不敢相信，小孩頑皮搗蛋居然有病名！但我也鬆了一口氣，因為我曾懷疑自己的教養方式有問題。雖然知道病名，我卻不了解這種病的真正意義，也不知道該怎麼辦。但是知道茱莉的異常行為是一種病，而且我們並不孤單，心情輕鬆多了。叛逆症可以解釋茱莉的若干異常行為，但不足以涵蓋她全部異常行為。後來茱莉又被診斷出患有注意力缺失過動症。在這兩次診斷期間，我們逐漸了解精神疾病。最後茱莉被確診為躁鬱症。雖然歷經這些診斷令我筋疲力盡，但相當值得。

常見的躁鬱症併發症

根據《精神疾病診斷統計手冊》第四版（DSM-IV）的診斷指標，罹患躁鬱症的兒童，常併有下列各種精神疾病。部分學者認為，其他精神疾病的異常行為屬於躁鬱症的一部分。但如果你的孩子有某種病症的數項症狀，可能不只罹患躁鬱症而已。你和醫師都必須對這「某種病症」進行了解。根據上一節的統計數字顯示，躁鬱症患童幾乎都有其他精神疾病。

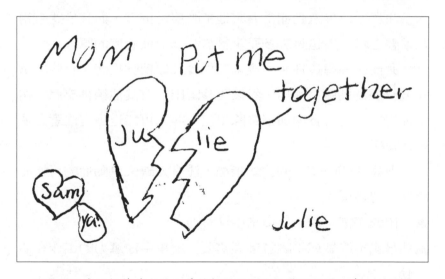

這張圖使我了解茱莉自己也希望解開她行為怪異的謎團。有一天她將這張圖交給我，我的心都碎了，但我也了解她心中的感受：弟弟山姆是一顆完整的心，高興地喊：「耶！」茱莉自己則是破裂的心，希望我能幫她拼湊成完整的心。

注意力缺失過動症

近幾年人們逐漸了解注意力缺失過動症（Attention deficit hyperactivity disorder，簡稱 ADHD）。多年來，許多兒童被濫診為罹患這病症，因此它的名聲並不好。若不曾直接面對患有這病症的孩子，可能認為這病症事實上不存在。子女罹患這病症的父母，才能理解它是一種精神疾病，造成孩子的困難，使父母心碎。雖然有些孩子被誤診為注意力缺失過動症，但也有許多罹患這種病的孩子卻未被診斷出來。

注意力缺失過動症常與其他精神疾病併發，而且症狀有相互重疊之處。這也是許多兒童被濫診為這種病症的原因之一。許多兒童先罹患這種病，後來又併發其他精神疾病。有些兒童先被診斷為罹患這種病，然後再診斷出患有其他精神疾病。如果你的孩子在青春期前罹患躁鬱症，非常可能也患有注意力缺失過動症。

根據 DSM−IV 的診斷指標，注意力缺失過動症的可能症狀為下列各項：

▲工作或遊戲時難以持續集中注意力。

▲逃避或不喜歡或不願意參與需要持續集中注意力的工作和活動。

▲對於工作和活動缺乏組織能力。

▲經常遺失或遺忘工作或活動必需的用具（如玩具、家庭作業、鉛筆、書籍等）。

▲容易因外來刺激分心。

▲經常手腳亂動。

▲坐立不安，坐不住。

▲過度喜歡奔跑和攀爬。

▲永遠在活動，猶如身上裝了馬達。

▲說起話來滔滔不絕。

▲行為衝動（難以按照秩序等候、打斷或侵擾他人、未聽完問題就說出答案）。

　　由上述很容易看出，注意力缺失過動症和躁鬱症的症狀幾乎相同。罹患注意力缺失過動症或躁鬱症的兒童幾乎出現相同的問題：行為異常、經常生氣、脾氣暴躁、憂鬱、學習困難。但兩種病症症狀的本質、強度和表現方式略有不同。例如注意力缺失過動症患童的脾氣暴躁症狀常顯現為精力無窮和憂鬱；躁鬱症兒童的暴怒則常持續數小時。注意力缺失過動症兒童因為無法集中注意力，學習發生困難；躁鬱症兒童則顯現缺乏求好心。多數注意力缺失過動症兒童的異常行為是偶發或隨機發生，並不針對特定人，也非故意；躁鬱症兒童則到處找麻煩，刻意挑釁，挑起事端，並且挑戰權威。注意力缺失過動症兒童並不知道自己的異常行為隱藏危險；躁鬱症兒童則明知有危險但仍刻意做出異常行為。注意力缺失過動症兒童的行為顯現一致性；躁鬱症兒童的行為則每天甚至每小時激烈波動。罹病年齡尤其是區別這兩種病症的重要依據。根據 DSM−IV 的診斷指標，注意力缺失過動症發生於 7 歲之前；如果你的孩子 8 歲以後才顯現注意力無法集中的徵兆，很可能是患了躁鬱症。

　　了解注意力缺失過動症與躁鬱症間的不同固然相當重要，我們也必須記住，這兩種病症經常並存。如果你的孩子同時罹

患這兩種精神疾病，先罹患兩種中的哪一種，以及孩子的異常行為究竟屬於哪一病症，將很難區分。所以你必須同時針對這兩種病症進行治療。好消息是：如果你孩子的躁鬱症獲得有效治療，注意力缺失過動症的症狀也會消失或減輕。

叛逆症

根據 DSM−IV 的診斷指標，叛逆症（Oppositional defiant disorder）的症狀和躁鬱症的症狀大部分重疊。因此叛逆症究竟是獨立病症抑或躁鬱症的一部分，目前仍然爭議不斷。

▲經常發脾氣。

▲經常和成人吵架。

▲斷然違抗成人的命令，斷然拒絕成人的要求，不守規矩。

▲故意騷擾他人。

▲將自己的錯誤歸咎於他人。

▲容易受他人挑激。

▲經常生氣和抱怨。

▲經常使壞，喜歡報復。

行為失調

行為失調（Conduct disorder）指較嚴重的異常行為，包括侵犯或威脅他人的基本權利。行為失調患者的症狀從輕微至嚴重不一（如：說謊、偷竊、使用凶器、凌虐他人身體等）。

▲經常欺負弱小，公然或暗中威脅他人。

▲經常挑釁他人，造成打架衝突。

▲以殘忍行為對待他人或動物。

▲故意毀損他人的財物。

▲說謊以獲得好處或逃避責任。

▲偷竊。

▲深夜不歸或逃家。

▲經常逃學。

▲不守規矩。

感覺統合障礙

　　感覺統合障礙（Sensory integration dysfunction）指患者的感覺功能太敏銳或太遲鈍，造成患者輕微程度至嚴重程度的不安甚至痛苦。醫學界已逐漸了解這種病症，並據以進行診斷。這種精神疾病妨礙患者在家裡、學校及社會的正常生活，因為使患者無法專注於他人、重要事務或重要活動，以致生活品質嚴重受影響。許多罹患躁鬱症的兒童也併有感覺統合障礙。

▲對於觸摸、聲音、味道等太敏感或太遲鈍。

▲對於衣服吹毛求疵（如：衣服上的毛球必須完全去除、不喜歡衣服有裂縫、不喜歡長袖衣服或新衣）。

▲不喜歡別人觸摸。

▲不喜歡洗臉、梳頭、剪指甲等。

▲不喜歡弄髒或弄濕。

▲不喜歡赤腳。

▲說話很大聲。

▲漏聽交談對象的部分說話內容，漏聽聲音。

▲不喜歡人多的場合。

▲經常以手掩耳。

▲挑剔食物，尤其挑剔食物的形狀和溫度。

▲喜歡用力擁抱他人，以及被別人用力擁抱。

▲遊戲時很粗魯。

▲對光線非常敏感。

強迫症

　　部分躁鬱症兒童同時也罹患強迫症（Obsessive compulsive disorder，簡稱 OCD）。患者經常處於憂鬱或不安的狀態，產生重複性行為和悲觀心態，藉以獲得安全感和掌控權。得強迫症的兒童虛耗許多時間，並嚴重影響人際關係和日常生活。

▲持續且重複的不切實際想法、感覺和衝動，造成極端的焦慮和不安（如：非常怕沾到細菌，或經常擔心危險和受傷）。

> 「我難以相信喬伊向精神科醫師敘述的心中擔憂。他常擔心自己房間的四面牆會向中央擠來，將他壓成肉醬。他也擔心我們在車裡時發生車禍，或橋樑斷裂壓垮車輛。喬伊說他自己知道這些擔憂很蠢，而且不會真的發生，但他就是無法不這麼想。」（雪兒）

▲憂心地且根據固定規則重複某些行為或精神活動（如：洗手、以固定秩序排列玩具、喜歡數數、隔固定時間開關電燈使呈閃爍狀態）。

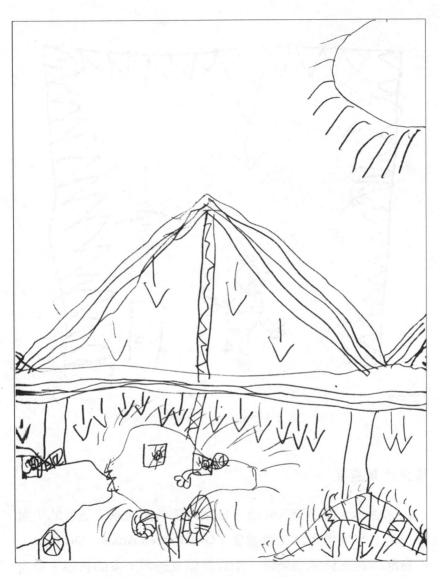

喬伊以圖畫表現自己擔心橋樑斷落。

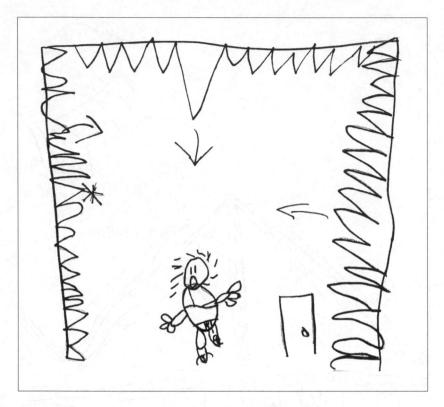

喬伊以圖畫表示牆壁會向中央擠壓過來。

廣泛性焦慮症

　　焦慮是一種不安或憂慮。每個人都有焦慮感,適度的焦慮很正常,但罹患廣泛性焦慮症(Generalized Anxiety Disorder)的兒童經常處於強烈憂慮、胡思亂想及恐懼不安的狀態。患者的焦慮感如此強烈,以致無法過正常生活。檢視下列診斷指標時,務必重視其強烈程度。

▲非常擔心事件或狀況,導致患者無法正常生活。

▲焦慮和擔心伴隨下列症狀：

　　▲坐立不安或神經緊張。

　　▲狂亂。

　　▲無法集中注意力或腦中一片空白。

　　▲焦躁不安。

　　▲肌肉緊繃。

　　▲睡眠不安。

恐慌症

　　根據DSM－IV的診斷指標，恐慌症（Panic disorder）的特徵是患者會無緣由地「恐慌發作」（Panic attacks），因為恐慌與任何突發狀況或事件無關。恐慌症患者的精神緊繃，突然興起恐慌或恐懼感，極端地不安，覺得不幸將降臨。患者可能一週內恐慌發作數次，嚴重者一天數次。恐慌的感覺在10分鐘內達到高峰；恐慌感消失後，患者呈現精神耗弱，仍然相當害怕。恐慌的生理反應包括：

▲心跳加速，胸口疼痛，彷彿心臟病發作。

▲無法呼吸，有窒息感。

▲臉部漲紅或身體打冷戰。

▲冒汗。

▲發抖、暈眩、身體麻痺。

▲感覺沒有希望或無法掌控。

　　恐慌症其他症狀還有：與恐慌相關的恐懼症（Panic-related phobias），以及覺得自己不幸。

抽動性疾患或妥瑞症

許多躁鬱症兒童會併發抽動性疾患（Tic disorder）。所謂「抽動」（tic）是指會出現突然且非自主性的肌肉動作、收縮或發出聲響等，如眨眼、臉部扭曲、舌頭舔嘴、清喉嚨、高聲喊叫或重複發出聲響。這些 tic 可能一天發生多次，令人沮喪尷尬。好消息是大多數患者在 18 歲以後這些症狀就消失了。抽動性疾患分為 3 種類型：

▲一過性 tic 異常（Transient tic disorder）：一或多種動作型 tic 和／或聲語型 tic，發作期間在 4 週以上、1 年以下。

▲慢性 tic 異常：一或多種動作型 tic 或聲語型 tic（兩種狀況不並存），持續期間 1 年以上，且不發作期間少於 3 個月。

▲妥瑞症（Tourette syndrome）：多樣性的動作型 tic 和一或多種聲語型 tic，持續期間 1 年以上，且不發作期間少於 3 個月。

亞斯伯格症

亞斯伯格症（Asperger's syndrome）是較不為人知的精神疾病。此病症的患者有社交能力方面的障礙，屬於泛自閉症障礙（Autistic spectrum disorder，簡稱 ASD）的一種。部分醫學界人士也以「高功能自閉症」（High function autism）稱呼此種病症。DSM−IV 的診斷指標敘述如下：

▲妨礙與他人互動。

▲無法以肢體語言──如眼神交會、臉部表情、身體姿勢──與他人互動（如：不會揮手說再見、不會藉臉部表情傳達情

緒）。

▲無法建立與同學、朋友間的適當關係。

▲不會主動與他人分享快樂、興趣或成就（如：不會展示或帶自己喜歡的玩具給玩伴看）。

▲不會進行普通的社交互動（如：不懂分享、不會說謝謝）。

▲行為、興趣和活動的種類有限，並呈現重複的現象。

▲不正常地過度偏好自己喜歡的事物（如：重複看自己最喜歡的電影、拒絕看非自己最喜歡的電影和書籍）。

▲固執地堅持無意義的行事方式（如：總是坐同一張椅子。或拒絕做日常生活的某項例行活動，如不做好上床前的準備動作）。

▲重複性的肢體動作（如：手或手指敲桌面）。

▲偏好事物的某一部分（如：偏好玩具汽車的車輪，而非玩整輛車）。

▲缺乏控制音調和音量的能力（如：說話時音調單一、聲音太大、說話太快或太慢）。

檢查其他精神疾病的重要性

　　走到這一步，你似乎已全面被擊垮。你可能不只需做一次辛苦的診斷，而是許多次。在這關頭你必須提醒自己為什麼要這麼辛苦。因為你正試著全面性了解自己的孩子究竟有什麼問題，以全力幫助他，並取得幫助他的適當服務和資源。

　　確認並了解你孩子罹患的每種疾病非常重要，因為其他精神疾病的治療方式，可能使你孩子的躁鬱症病情更加惡化。例

如治療注意力缺失過動症的藥劑「利他能」（Ritalin）。因為這種藥有刺激性，容易引起躁狂，躁鬱症兒童未以其他藥物穩定情緒前，不可以服用利他能。一旦躁鬱症治癒，注意力缺失過動症病情就能獲得改善。即使尚未改善，也能輕易且有效地完成治療。抗憂鬱藥也一樣，容易引起躁狂。

使問題更加複雜的是，續發疾病（如注意力缺失過動症）的症狀呈現惡化，即可能是躁鬱症未獲得控制。此外，增加利他能的劑量，無法增進孩子集中注意力；但調整治療躁鬱症的用藥，卻可以促進孩子集中注意力。因此了解孩子的每種精神疾病確實非常重要。

「嘉米被診斷出的第一個病症是注意力缺失過動症。精神科醫師告訴我們，我們必須堅持嘉米要守紀律，並讓他服用利他能，但嘉米的病況卻更加惡化。增加利他能的劑量數次後，嘉米變得更加狂躁，而且有奇怪的幻想。後來另一位醫師告訴我們，嘉米有叛逆症和焦慮症。經過多次改變用藥、特殊學校輔導，以及各種評估和建議（甚至有專家認為嘉米的行為和情緒異常並非生理因素），最後某位醫師判定嘉米罹患了躁鬱症。嘉米 7 歲時，被確診為躁鬱症兼有強迫症。整個過程花了兩年時間。好消息是一旦獲得完整的診斷並正確地混合用藥，嘉米的情況好多了。」
（鮑伯）

　　務必記住，確認你的孩子是否有另一種精神疾病，並進行治療，確實非常重要。這些症狀使你的孩子生活不快樂，但是可以改善。確認症狀，進行治療，才是真正幫助你的孩子。如果你只針對躁鬱症的症狀治療，只是有限性地幫助孩子；如果你治療其他病症的症狀，卻不考慮孩子有躁鬱症，可能會使情況更糟。

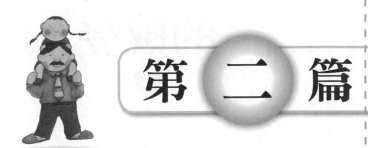

第 二 篇

適應躁鬱症

第五章

你對診斷結果
的感受

得到答案

一旦你知道孩子的異常行為屬於生理或化學原因,並非因為他是壞孩子,你將大大鬆一口氣,甚至可以感慨地說:「我早告訴過你,這其中一定有原因。」確診使你獲得答案,並增加處理問題的能力。現在有人相信你對孩子行為的敘述,而且你能選擇幫助孩子的方法。最重要的是你知道自己不孤單。

根據美國的「衛生署長醫學報告」對精神疾病的報告（12/14/99）:

▲22% 的民眾有可診斷出的精神疾病。

▲精神疾病是美國排名第二的功能障礙原因。

▲每 10 位兒童與青少年就有 1 位有精神疾病的困擾,但 80% 卻從未獲得所需的協助。

▲5% 的兒童因精神疾病導致生活障礙。

根據「衛生署長醫學報告」對兒童精神健康的報告（1/3/01），每 10 位兒童與青少年就有 1 位因精神疾病導致某種程度的生活障礙。根據這項統計，全美國有 1400 萬兒童有可診斷出的精神疾病。

在某個時點，你知道自己的孩子有精神疾病，可能會嚇一大跳。你眼前浮現可怕的景象：你那精神錯亂的孩子被關在鐵籠裡咆哮，或又髒又餓地在街頭流浪……你真想大哭一場！不過事實上你無須如此緊張。從現在開始，你將面對新的問題和新的煩惱。如果你不願面對，就真的是最糟糕的父母。

你的情緒和思緒起伏不定，不知道自己是不是唯一情緒失控的父母。不論診斷結果使你覺得像是被炸彈擊中，或因此以床罩蒙住自己的頭大哭一場，你都不可避免地將走上幫助孩子這條路。事實上，你無須有這些劇烈反應，孩子獲得確診是好事，不是壞事。

♥　茱莉被確診為躁鬱症後幾天，我開始覺得自己的力量增強了，卻同時覺得遭受另一股力量打擊。我覺得自己像在攀登一座大山，爬到相當高度時，卻望見山的另一邊還有別座山峰，比腳下的山更高、更陡。

你對孩子的感覺

現在你已經知道自己的孩子患有躁鬱症，你心裡將興起新的感受，不只是對這種病的感受，還包括對孩子的新感情。突然間你對他有新的看法。以前你認為孩子的異常行為與孩子是

可分的、可矯正的；現在你明白，孩子的異常行為屬於他大腦的一部分，雖然可治療，卻永遠存在。

在這本書裡一貫使用「躁鬱症兒童」的稱呼，因為我們認為躁鬱症是罹病孩子不可分割的一部分。雖然我們知道有一個病名足以當作解釋孩子異常行為與異常情緒的原因，卻不表示孩子能脫離這種病。我們寧願選擇這種想法。或許你認為，使用「有躁鬱症的孩子」這種說法讓你較舒服。這兩種用詞乍看之下並無重大區別，但仔細想想，你的孩子已確診為躁鬱症，你將以何種方式對待他？以何種方式控制自己的緊張情緒？不論你認為躁鬱症影響你的孩子或躁鬱症是你孩子的一部分，都不重要；重要的是你必須正視你的孩子和這種病症已永遠無法分割。你不能只對付其一，而不考慮另一。

「我曾經幻想，如果阿麗的躁鬱症治癒，我們就可以有一個正常的阿麗。我持續盼望著上帝還我一個正常的女兒。但我也提醒自己，躁鬱症不僅影響她的行為，也影響她的思考模式和情緒。她的個性大部分由躁鬱症形成。因此世界上並沒有『沒有躁鬱症的阿麗』這個人。躁鬱症是阿麗的一部分，希望躁鬱症遠離她而去，等於希望我的孩子喪失許多特性。」（克萊兒）

「我認為布莉安娜的病就像糖尿病一樣無法痊癒，但可以得到治療。那是她的生理運作方式。」（柯妮）

「有時候我發現自己憎恨躁鬱症。我覺得這種病在攻擊我的孩子。我希望它放過我的孩子。」（艾咪）

「我了解丹尼爾面對的困境後，對他有全新的看法，甚至起了尊敬之心。我訝異於他如此努力地調適生活的每個面向。他是非常堅強的人，願意努力改進自己的行為。」（丹尼斯）

每個人都希望自己的孩子「正常」。當然，撫育「正常」的孩子容易多了。但請思考正常的定義：標準、普通、典型、平均。你真的希望自己的孩子這般模樣嗎？你當然希望孩子和你的生活能更輕鬆容易，但你的孩子為你帶來的困擾，正是因為他有驚人的潛能和無限的可能性，也正是他有異於「正常」的原因。

與其他小朋友不同並不一定不好。躁鬱症兒童有許多的優點：非常聰明、活力充沛、熱情，且具有非凡的創造力。躁鬱症患者的強烈熱情，可以創造不凡。

你的孩子和下列畫家、作家、音樂家有何共通處？

作家安徒生（H. C. Anderson）

拜倫（Byron）、雪萊（Shelley）、濟慈（Keats）等詩人

畫家梵谷（V. Van Gogh）

作家愛倫坡（E. Allen Poe）

作家費茲傑羅（F. S. Fitzgerald）

音樂家柴可夫斯基（Tachaikovsky）

劇作家田納西‧威廉斯（T. Williams）

作曲家柯爾‧波特（C. Porter）

女畫家歐姬芙（G. O'Keefe）

作家狄更斯（C. Dickens）

女詩人狄金生（E. Dickinson）

詩人艾略特（T. S. Eliot）

　　這些傑出人物都極度喜怒無常，情緒波動激烈。他們有的藉筆寫下心中澎湃的思潮，有的更曾在精神病院住過。藝術評論家常將他們豐富的創作力歸因於本身的強烈情感。根據文獻上記錄他們的行為，如果經由現代醫學診斷，很可能就是躁鬱症。

　　除了上列名人之外，歷史上還出現過許多「瘋狂天才」與「瘋子藝術家」。這些名人雖有躁鬱症或其他精神疾病，但他們也創造出偉大的作品。他們都不是「正常」的人，但他們「不好」或「不同」的異常行為，正是使其得以創造出偉大作品的動力。躁鬱症的症狀，即是創造美好的藝術作品、音樂與文學的催化劑。

　　但是，躁鬱症除了使患者具有藝術創作天賦外，也能使患者做出社會難以接受的行為，甚至具危險性的行為。因此躁鬱症固然有若干優點，卻必須加以管理。你可能因為你的孩子在

生命中必須面對許多挑戰，因而覺得心疼；你有時也希望知道沒有躁鬱症的他會是什麼模樣。但至少你現在知道，你的孩子擁有巨大潛能，而你必須對他的症狀進行管理。你的孩子將永遠與其他小朋友不同，他不正常，也不普通。這不是一條平坦的道路，而是一趟驚奇之旅。

「我女兒最大的優點是擁有驚人的洞察力。她比成人更了解週遭事物，而且有求知的興趣。我們認為理所當然的事，她卻充滿疑問。她喜歡收集資訊，進行歸納和分析，以了解事物之間的關係。當然，我希望她將她的好奇心用於課業，但愛因斯坦的功課也不太好。學業成績不是一切。我認為我的女兒有改變世界的潛能！我們必須讓她按照自己的方式去做。」（金姆）

「貝龍難以過正常生活，使我非常沮喪。但我翻閱他的嬰兒紀錄，處處顯得如此早熟，又讓我寬心不少。」（莫妮卡）

「麥可的測驗成績幾乎得不到甲；事實上，他也無法專心作答好得到乙；但他可以和大人討論觀念問題。我必須提醒自己，不要以他的學業成績評斷他。」（布萊恩）

教育自己

你的寶貝終於獲得確診，或許你因為找到「答案」有點高興，或許你又有更多的疑惑。你問自己：「現在該怎麼辦？」這表示你需要更多相關知識。現在你的焦點必須從「究竟是什麼問題？」轉移到「如何處理這個問題？」

教養躁鬱症兒童是一項冗長的過程，需要極大耐心，持續進行觀察，並經常變更教養方式。你必須學習許多事物，包括了解躁鬱症的症狀以及各種治療方法。為了撫育躁鬱症子女較輕鬆，除了閱讀本書，還必須了解這種病症的醫學資訊。

第一步就是擴充你的家庭圖書館，增加精神疾病及其治療方法的相關書籍。網路上也有許多資訊。全美精神疾病協會及全美精神健康協會都成立提供詳盡相關資訊的網站。請你的精神科醫生推薦閱讀的文章和書籍，以及能提供協助的團體，好幫助你的孩子。（編按：臺灣也有相關團體提供諮詢協助，如社團法人台灣風信子精神障礙者權益促進協會、高雄市忘憂草憂鬱防治協會等。）

與其他躁鬱症兒童的父母相互聯絡也很重要。就像本書提供的資訊一樣，他們的經驗可以幫助你了解撫育躁鬱症兒童對生活的影響。他們了解你的處境，使你不覺得孤單。這些父母能向你推薦學校、醫生，並交流相關書籍和教養方法。他們如同蘊藏重要資訊的寶庫，可以幫助你和你的孩子。聯絡孩子就讀的學校、社區宗教團體、居住地的精神健康協會，以找出提供協助的團體和資源。在網路搜尋引擎中輸入關鍵字「躁鬱症兒童」，以找到相關網站和聊天室。

第六章

他人對診斷結果
的反應

解釋精神疾病的方法

大腦是人體最複雜的器官。大腦出現問題時,將影響它掌控的兩項機制:生理運作和精神運作。一般人很容易了解大腦出問題對於生理運作的影響,如帕金森症(Parkinson's disease)患者的手會不自覺顫抖,癲癇症患者會突然發病;但人們很難理解,大腦出現問題時會對患者的思考、行為和感覺有無法控制和負面的影響。

下列數項重要觀念,可以協助你了解並向他人解釋躁鬱症和其他精神疾病的意義。希望這些觀念可以使你和他人對精神疾病有較清楚的看法。

▲躁鬱症就像糖尿病般是一種生理性疾病。兩者都是因為化學物質失衡所造成。前者是胰臟的化學物質失衡,後者則是大腦的化學物質失衡。躁鬱症不應被認為是非生理性疾病,並且應以生理性疾病進行治療。

▲大腦是身體的一部分。大腦出現問題難以察覺且難以了解，不像其他器官有問題時較容易觀察和診斷。

▲躁鬱症的影響猶如阿茲海默症（Alzheimer's disease）或腦瘤。因為兩者都直接影響患者的行為，而且出於不明原因，發作時的強度也不一致。罹患阿茲海默症的老人發病時你無法抑制，他也無法控制住自己；既然因此，你為何要抑制躁鬱症發作？我們無法期待躁鬱症兒童藉由選擇或意志力改變行為。

▲我們必須學習以照顧和關心生理疾病患者那樣的心態對待精神疾病患者。

▲我們還必須承認、接受並處理此病症對孩子的影響，以及對他週遭的人的影響。如果我們可以耐心對待因癌症而生命變調的人，為什麼不能耐心對待精神疾病患者？

告訴他人診斷結果

你開始將孩子的診斷結果告知他人時，將會明白：被診斷出有精神疾病與被診斷出有糖尿病或癌症，是完全不同的兩回事。你必須先做好心理準備，面對各種可能的反應。即使是最愛你及你孩子的人，也可能有令人意外的反應。如果小孩罹患腸病毒或肺炎，父母親告知他人此診斷結果時，通常都能獲得善意回應，親友們皆表達同情之意，並表示願意提供協助。但被診斷為精神疾病的孩子就沒有這麼幸運，有些人的反應相當嚴苛，有些人的反應非常可怕。親朋好友會告訴你許多教養孩子的建議，彷彿是因為你的教養方式錯誤，使孩子得了這病。

他們甚至想直接介入，代替你來解決問題。有些人則試圖淡化問題，以「孩子就是孩子嘛」等話安慰你。即使是沒有惡意的親戚或朋友，也可能不小心說出傷人的話。你試圖與親戚朋友討論孩子的問題，與他們分享想法和感覺，結果卻招來尷尬和恥辱，彷彿你的教養方式不當，或並未盡力防止孩子染病。

> 「有一次，我告訴鄰居派翠克造成的困擾。她說孩子沒問題，痛打一頓也無濟於事。我試著向她解釋什麼是躁鬱症，但她完全聽不懂，也不願意懂。我不會再犯同樣的錯誤。」（柯琳）

長久以來，我們的社會一直認為罹患精神疾病是一件羞恥的事。每個人都希望能控制自己的行為和情緒，因此大多數人對精神疾病一無所知，尤其是兒童的精神疾病。有些人甚至不相信精神科醫生。

> 「關於注意力缺失過動症的爭議很多，有些人甚至懷疑這些症狀是否真的是病。這種病症被濫診的情形，使許多人不相信任何形式的兒童精神疾病──尤其是必須服藥的精神疾病。」（卡洛琳）

大多數人期望孩子學會控制自己的行為。但即使父母給予協助，躁鬱症兒童也無法做到這一點。局外人很難了解，也很難接受這種情形。因此要他們相信孩子有病較困難；相對地，責備精神疾病兒童的父母較簡單。

♥ 與不願意了解兒童精神疾病或不願意協助兒童精神疾病患者的人保持適當距離，以保護你自己和你的孩子，這點很重要。你無法教導不願意學習的人，你也無法期待每個人都容忍並接受你的孩子。你必須做好心理準備，接受他人的批評。許多人因為你孩子的異常行為而想向你說教。「你太強硬了」、「你不夠強硬」、「你沒有花足夠時間與孩子相處」、「給我一天時間，我就能讓他乖乖的」、「假使你如何如何，他就不會這樣」、「他需要多一點教養」、「他不過是較調皮罷了」等等。這一類的話我聽得多不勝數。我奉獻全部生命希望孩子好，卻因為孩子的病飽受責難，真是情何以堪！

你只好教育自己，並相信自己所作所為是對的。大多數人對兒童精神疾病都一無所知。你愈快學會避開眾人的無知，愈能減少痛苦和生氣。

「我的弟弟傑西自殺未遂後數天，我的姪兒柯帝遭一隻大黑熊攻擊受重傷。我聽到兩人都奄奄一息躺在醫院的消息後，直覺地認為柯帝比傑西受到更嚴重的生命威脅——雖然我非常了解躁鬱症。了解身體受傷害非常容易，了解精神受傷害卻困難多了。我的直覺雖然是很正常的反應，我仍然有罪惡感。彷彿柯帝遭逢不幸的意外，傑西卻做了不該做的事。事實上，就像柯帝無法控制大黑熊一樣，傑西也無法控制腦裡

的魔音。」（雪兒）

　　務必記住，你的首要工作不是教導他人、幫助他人了解精神疾病，而是告知能協助你和你孩子的人。無須知道你孩子病情的人，你並不必告訴他。能幫助你或你孩子的人，才是你告知診斷結果的對象。每個人對於這項訊息各有不同的意見和感受。你認為應該如何做就這麼做，無須期待每個人的回應都會讓你好過。有時你告知某人這項診斷結果，事後卻覺得後悔；有時你終於告知某人，但覺得應該早些告訴他。為人父母是一項「在職訓練」的工作，必須邊做邊學。隨著時間和經驗增加，你的直覺判斷將愈來愈正確。

　　♥　以前我認為，教導他人了解躁鬱症是非常重要的
　　事。但現在我已經明白，以我女兒的名譽為代價來做
　　這事，一點也不值得。親戚朋友知道茱莉有躁鬱症後，
　　孩子們發生任何事端，她都被認為是頭號罪魁禍首。
　　我並非主張保守孩子有躁鬱症的祕密，而是應該謹慎
　　小心地選擇應告知的人及告知的方式。

　　　「我的朋友是某私立小學的董事。她說，某位董
　　事要求校方公布正服用或曾服用治療精神疾病藥物學
　　生的名單。那位董事認為，服用治療精神疾病藥物的
　　學生與校園暴力有關。這真令人遺憾。」（瑪莉莎）

　　　「我只將孩子的診斷結果告知必須知道的人——

家人、幾位知交、學校。我擔心別人為我的孩子貼上
標籤，也擔心別人責怪我。我認為，儘可能只讓少數
人知道，可以保護我的孩子。他已經很辛苦了，我不
希望為他添麻煩。」（凱倫）

「我是直話直說的人。任何事我都會告訴朋友，
所以我也不想隱瞞莎曼莎有躁鬱症這種大事。我獲知
診斷結果後嚇了一大跳。我希望他人也知道此項診斷
結果，才能理解莎曼莎行為異常的原因。如果他們無
法面對事實，那是他們的事，與我無關。」（珍妮）

「我們的父母很希望知道孫女的躁鬱症從何而來。
我想如果他們知道這是一種生理疾病，而且與遺傳有
關，對事情應該有幫助。我希望他們能少些責怪，多
關心這種病如何影響他們的孫女和我們──他們的子
女。」（戴安娜）

「恰克在公眾場合行為異常時，我只簡單告訴售
貨員、侍者和其他人，我的兒子是「特殊兒童」。他
們無須了解全部事實，但我希望他們理解，我並非允
許或鼓勵那些異常行為。我帶恰克去理髮，他抵死不
肯坐在綠色椅子上。這時我微笑著說：「他是特殊兒
童！」理髮師試著和恰克交朋友，問他問題，但恰克
全然不懂那些問題。這時我會建議理髮師和恰克的弟
弟聊天。」（安翠妮）

如果親戚朋友希望幫助你，最有效的方法就是他們先自我教育。你可以鼓勵他們閱讀相關書籍，或上網查詢相關資料。請他們為你研究某特定主題。在幫助你的同時，他們的知識也增加了。愈多人與你和你的孩子「同一陣營」，你的處境就會愈好。（參見第十章敘述躁鬱症對親朋好友的影響）

「莘蒂、雪莉、海蒂和我是死黨。我們一起看著我們的孩子從嬰兒長大到進幼稚園，彼此時常交流養育子女的經驗。我不知道莘蒂如何忍受這許多事。當我們的孩子成長到可以自己玩的階段，茉莉還是緊黏著莘蒂。茉莉並不要莘蒂抱著她，但是她緊挨著莘蒂。後來，茉莉成為第一位會使用便器的孩子，卻也是唯一一位會無緣由尿在地板上的孩子。我們曾討論過，對付孩子發脾氣的最好方法，就是處罰關在房間。後來我發現，茉莉發脾氣時，莘蒂將她鎖在房間裡，以免她傷害自己。.在我們的孩子中，茉莉的身體協調性最好，也最會說話。茉莉常是孩子們吵架和打架的主角，使我們這些媽媽們印象深刻。但我們並不知道，我們眼中茉莉的特點其實就是她有病的徵候，我們只認為她是很難帶的孩子。莘蒂花了許多時間和精力，終於找到答案，並且告訴我們她歷經的苦楚。我們這才知道，原來我們見到的只是冰山一角。了解真相使我們可以幫助莘蒂。茉莉無法控制自己時，我們用適當的方法制止。我們也告訴自己的孩子，多少讓茉莉一點，並向他們解釋原因。我們也給茉莉向我們暢所

欲言的機會。我們這群死黨因為沒有任何祕密，相處得更融洽。莘蒂再也不必擔心我們會因為茱莉的異常行為責怪她媽媽。」（雪兒）

向孩子說明躁鬱症

依據孩子的年齡，或許你也必須告訴孩子診斷結果。如何稱呼病名並不重要，運用任何你認為適當的方式。你可以使用正式的醫學名稱，或向孩子解釋這是腦部化學問題。重要的是你必須讓孩子了解：他難以控制情緒和行為有其原因，而且你不責怪他無法控制自己。告訴孩子，服藥和治療能幫助他改善腦部運作，而且你將和他一起努力。

♥ 茱莉了解她的腦部化學物質有問題，影響她的行為和想法，這對我非常重要。8 歲的孩子能懂嗎？我使用她能了解的詞彙，並且用比喻的方式。我對茱莉說，腦部傳遞訊息的化學物質就像拼圖遊戲的眾多小拼片，各類訊息的形狀不同，大腦的特定部位只有特定形狀的拼片才能嵌進去。因為她有躁鬱症，所以她的身體有時做不出足夠數量的特定形狀拼片，有時則做出形狀錯誤的拼片。也就是說，她的大腦有時無法獲得某些訊息以控制她的行為和想法。吃藥能使形狀正確的拼片進入她的大腦，改善腦部的運作。

「喬伊被診斷出有強迫症後，我試著向他解釋。

我告訴兒子，他的大腦就像一臺電腦，需要運用正確的化學物質將訊息由這部位傳遞到那部位。我剛向他解釋完，他馬上說：『喔！就像我的大腦中了電腦病毒。』我點點頭。這正是我希望他了解的情形。他一點也不在乎病名究竟是什麼。」（雪莉）

「我父親不喜歡我當著卡莉莎的面討論躁鬱症。他說這個話題兒童不宜。我不同意父親的看法。我認為，如果我們在自家都不能討論這種病，卡莉莎長大後將認為患了這種病很羞恥。」（艾琳）

告知孩子的兄弟姊妹

即使是年紀很小的孩子也能了解，大腦發生問題會使一個人失去控制，因此有時會有不好的行為。依據每位孩子的年紀和個性，運用不同的解說方法。務必實話實說（即使你並非百分之百完全了解），並且回答孩子們的疑問。切記小孩比較喜歡隨機獲得的訊息（如罹病的孩子突然發脾氣），較不喜歡正式的說明和討論。

如果孩子們的年齡夠大，聽到這消息後將會鬆一口氣，因為他們終於找到兄弟姊妹異常行為的真正原因。之前他們或許因為你花太多時間和精力在患病孩子身上，有意識或無意識地對你不滿。聽到這消息後，不滿可能一掃而空。他們或許擔心自己也會有這種病，或許對病童更加關心，或許擔心病童的狀況將惡化。或許他們會開始使壞，好吸引你的注意力和關心。

就像你一樣，孩子們獲知這消息後，情緒會有較大的波動。你將診斷結果告訴孩子的兄弟姊妹時，必須給予孩子們支持和協助，且未來的日子他們仍然需要你的支持和協助。你還必須一再叮嚀他們，躁鬱症是病童行為異常的主要原因，但並非不良行為免除責罰的理由，尤其是對他們做的不良行為。（參見第十章敘述如何照顧家中的其他子女）

「11 歲的喬登對於服藥能減輕喬伊的憂鬱覺得很奇妙。喬登遭遇問題覺得煩惱時，要求給他藥吃好去除煩惱。我必須向他解釋，遭遇問題而煩惱與喬伊無法控制、無理由、無法消除的憂鬱，兩者完全不同。感謝上蒼，喬登顯然完全無法想像什麼叫做躁鬱症。」

（雪兒）

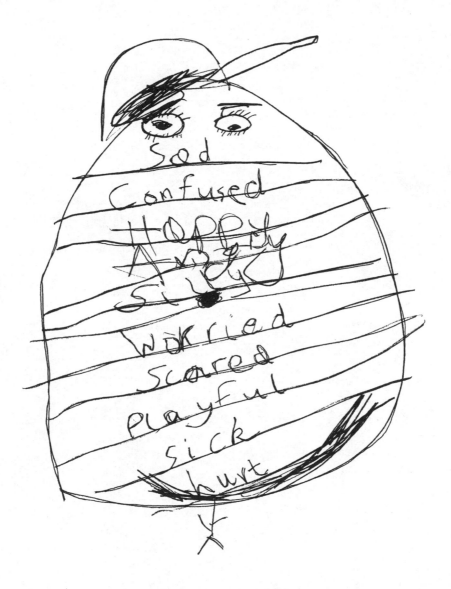

躁鬱症患者的自我感覺繪圖

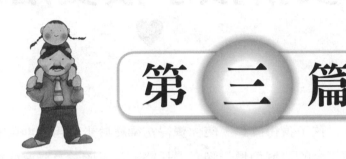

第 三 篇

幫助孩子接受治療

第七章

安排孩子接受治療

　　孩子獲得確診，使你覺得彷彿終於走到目的地。事實上，接下來的治療仍是一條漫漫長路。孩子確診為躁鬱症後，醫師會開立一些精神疾病用藥給他服用。服藥是治療的第一步，目的在於穩定孩子的情緒。除非孩子的情緒穩定，否則很難學習管理和了解自己的思緒，而一個人的思緒是改變和控制行為的關鍵。心理治療也是整個治療過程相當重要的一環。通常父母對孩子吃藥和接受心理治療的感受不同，許多父母只願接受一種治療方式。但這兩種治療方法雙管齊下，已證明能獲得最好的效果。

協調孩子的醫療團隊

　　家中有一位躁鬱症兒童，即使父母密切合作，也未必能處理得當。同樣地，只接受單一醫師的治療，效果也不佳。你必須組織一個專業醫療團隊，協助你的孩子進行複雜的用藥和心理治療。還好你可以運用第三章大部分的方法，為你的孩子選擇最優秀的專家。

　　治療孩子的團隊包括下列各種專業人士。務必注意你的保險是否能給付你選擇的專家。

▲**精神科醫師：**可以開立藥方、提供其他治療方式，以及檢視精神疾病用藥效果的醫師。這位醫師可以是當初診斷的醫師，也可以是不同的人。當初你選擇診斷技術最好的醫師為你的孩子診斷，現在你應該選擇治療技術最好的醫師治療你的孩子。

▲**心理師：**不是醫師，但有心理分析方面的專業。最好找曾受過兒童心理分析專業訓練並領有證照的心理師。心理師較容易約診，費用也比精神科醫師便宜。他們能為孩子進行心理測驗，確認學習障礙現象，進行診斷和治療，但不能開立藥方。

▲**治療師：**曾受過精神治療訓練並領有證照的專業人士。他們可能是社工，也可能是取得心理學相關學位的個人。經驗豐富且能獲得你孩子信賴的治療師最恰當。

▲**小兒科醫師：**照顧你的孩子身體健康並能檢視特定精神疾病用藥效果的醫師。你選擇的小兒科醫師必須了解孩子各方面的狀況，並且能綜合觀察孩子的整體情形。如果你孩子的小兒科醫師沒有這種能力，或不願意這樣做，或不認同躁鬱症診斷結果，你必須換另一位。

▲**藥劑師：**廣泛了解藥物的效果、副作用、藥物相互關係及使用劑量的專業人士。

▲**校方諮商師：**通常是常駐你孩子的學校或學區的社工或心理師，負責協調你孩子需要的各種特別輔導，幫助孩子學習。雖然校方諮商師沒有照護身心健康的專門技術，但最好能讓

他參與孩子的治療，或知道孩子的醫療狀況。校方諮詢專家知道孩子大部分時間的活動狀況，可以提供給醫師和治療師當作參考。

你必須告訴每一位專業人士關於孩子服用的藥和狀況。如果你的孩子去看牙醫、眼科醫師或其他專科醫師，你也必須告訴這些醫師你孩子的狀況。了解全盤狀況，有助於醫師給予你的孩子最佳治療。例如某些精神疾病用藥會造成口乾舌燥，如果牙醫師知道你的孩子服用這類藥物，蛀牙的機率將升高，便會安排較多的洗牙次數。

與健康照護專業人士澈底溝通

在你尋找最適當的健康照護專業人士時必須切記：他們雖然是專家，你卻是父母。你是整個療程的最高負責人。因此對於孩子的各種治療，你必須自始至終積極參與。沒有人比你更了解你的孩子！你的直覺和你的觀察最正確且最重要。如果某位專科醫師告訴你的事和你的認知不太一樣，不必立即認為你自己錯了。要求對方進一步解釋，並告訴他或她你的看法。如果你仍然覺得不太對勁，徵詢另一位專家的意見。必要時不妨換醫院。有時即使你認為專家的意見正確，也必須再由另一位專家確認，尤其是關鍵診斷或做重大治療決策的時刻。

♥ 根據經驗，我自己直覺判斷的正確率高達 99%。雖然我說不出箇中原因，但我非常相信自己對某位醫

師、某個決定、某種診斷的看法。如果哪位專科醫師
不尊重我的直覺，就不是適合我和我女兒的醫師。

為你的孩子組成醫療團隊後，你必須扮演聯絡官的角色。
因為躁鬱症是生理性的心理發展失調，因此由數位專家協調治
療你孩子的方法非常重要。這些專業人士包括精神科醫師、治
療師及小兒科醫師。由於你孩子服用的藥同時影響他的生理狀
況和心理狀況，因此每位專業人士的聯繫協調並非形式上的，
必須每人都了解其他專業人士的做法，對你的孩子進行整體性
治療，不可只各管自己的專業部分。如果他們不自行聯繫協
調，你必須建立聯繫管道，如邀集他們開小型會議，提醒他們
將藥方和治療紀錄影印給其他的人，並且互相通知檢測結果或
治療方式改變的狀況。

你有絕對的權力和責任全盤了解醫療團隊對孩子的治療詳
情。每一次使用新藥或新的治療方式前，你有任何疑問都必須
提出，以完整了解未來的發展。如果某位照護者不願意向你詳
細說明或不回答你的疑問，立刻換另一位。

進行治療

無論你的孩子是由精神科醫師、心理師、社工、治療師或
上述專家組成的團隊進行治療，最關鍵的部分在於幫助你的孩
子了解引起他不當或危險行為的感覺和想法。此外，還必須幫
助孩子建立制止和導正這些感覺和想法的技巧，以表現正常行
為，並幫助孩子建立處理其他症候的方法。必要時不妨藉助藥

物。我們希望孩子的腦部化學狀況穩定後，可以學會管理藥物無法全盤控制的情緒波動和負面感覺。

有許多方法可以幫助孩子學會具有較佳的情緒，學會改善與他人的互動，學會解決孩子遭逢的問題。大多數治療師（此詞彙泛指任何能提供專業治療的人）會選擇對孩子最有效的方法。認知行為治療法（Cognitive behavioral therapy）是目前治療躁鬱症兒童最有效也最常用的方法。這種治療方法針對孩子目前實際面對的問題，也就是針對孩子的想法、感覺（知覺）與行動（行為）以及兩者的相互影響進行治療。你的孩子將學會特殊方法，以辨識引發不好感覺的狀況，修正自己的觀念，並改以較適當的方式回應那些狀況。這種治療方式使孩子得以有機會討論自己生活中發生的事，並學會如何改善不健康的想法、感覺和行為。

此外還有遊戲治療法。即是讓孩子參加各種活動，以使他顯現沮喪、偏好及面對問題的方式。這種治療方式對幼兒最有效，因為他們不懂得用言詞表達感覺。群體治療法幫助孩子改善社交技巧。家庭治療法則是全家參加治療聚會，以幫助躁鬱症兒童和家人辨識、處理及改善引發問題的狀況和互動方式。其他還有多種治療法，供治療師視狀況使用。

無論使用哪一種治療方法，你都要參與。你應該獲知你的孩子將接受何種治療方式，有提出意見的機會，並向治療師反應治療是否有效。在參與孩子治療過程時或與治療師討論時，完成上述應做動作。雖然你應該全盤獲知孩子的診斷、進展、問題和治療，但你可能無法全部知道孩子對治療師說的內容。孩子是否信任治療師會保守祕密，對於治療效果非常重要。

❤　有時我覺得醫師可能認為我也有精神疾病。我向醫師陳述家裡的可怕狀況，但茉莉卻可以像小天使一樣天真描述同樣的事件。

「我很難接受由兒子和治療師主導療程。我不相信納珊會誠實告訴治療師自己的行為和憂慮。我希望治療師有足夠的技巧能看穿納珊隱瞞真相的本事。我認為，治療師如果無法真實了解我們家中發生的事，就無法確實了解納珊的狀況。治療師曾問過我治療的效果，也希望我提供建議，但我仍然希望能參與他們的對話。治療師卻認為我不適合參加，因為我不在場，納珊才會暢所欲言。我想要求治療師安排時間和我討論治療的內容。」（蘿絲）

檢查治療效果

你是孩子醫療團隊最重要的成員，必須負責檢查療程和用藥的效果，並將結果告知治療師，尤其是你對治療效果有意見的時候。記錄孩子的行為、情緒、發脾氣、睡眠狀況、活動力等，將使檢查治療效果的工作較容易。你可以將紀錄複印給治療師，供他們確認孩子的行為方式，決定應該服用的藥，或追蹤成功的改善行為技巧。

孩子的行為和情緒紀錄包括：正面和負面的行為、持續時間、每天發生次數、你的應對方法、孩子的反應、引發行為的原因、使該行為停止的方法、睡眠習慣、飲食習慣等。你還必

須詳細記下孩子服藥的情形，記載於情緒表或另一本記事本都可以。你必須寫明孩子服用的藥物名、何時開始服用、何時停藥、劑量多寡、每日服用次數、驗血日期及結果、藥效、副作用等。即使你的孩子只服用一種藥，也要做紀錄。因為隨著療程進展，醫師可能改變用藥、添加其他藥、改變劑量、改變給藥時間等。即使現在孩子的用藥情形很單純，但將來需要開立其他藥方時，你很難全部記得長久以來的用藥狀況。

　　檢查治療成效是為人父母的的重大責任之一，但這項繁複的工作絕對值得。你不可能完全依賴記憶，尤其照顧躁鬱症兒童相當麻煩，而且你常處於情緒緊繃狀態。檢查紀錄表裡的資訊，或許就是孩子治療成功的關鍵。

　　下列是 3 個用藥和行為紀錄表的範例。你也可以從網路下載更多的範例供參考。

實例 1

2002 年 10 月 19 日

Tegretol，200 毫克，早晨和睡前服用

Risperdal，3 毫克，睡前服用

利他能（Ritalin），5 毫克，上午 8 點、中午、下午 3 點服用

辛苦的早上。很難叫她起床準備好去上學。今天做家庭作業的情況較好。放學回家時給她吃點心和 30 分鐘遊戲時間，然後開始做功課。晚餐後她開始生氣，帶她去散步，讓她早些洗澡。似乎有幫助。花了 90 分鐘才睡著。

2002 年 10 月 28 日

Risperdal 和下午的利他能改在晚餐後服用

今天早上的情況較好。起床和穿衣沒有哭得那麼厲害。今天去看精神科醫師，他建議我們將睡前服用的藥提早至晚餐後吃，看是否較容易入睡。做家庭作業很辛苦。今天她有許多數學功課，除了她正在解答的題目之外，我必須以白紙遮住其餘的題目，這樣做似乎讓她較不焦躁。上床很順利，但是直到午夜才睡著。

2002 年 10 月 29 日

今天叫她起床很辛苦。她整個早晨一直哭，說自己很累。做家庭作業也很辛苦。我催促她，她開始情緒失控。我叫她進房間15 分鐘。她將音響開得很大聲，而且摔了幾次門，但似乎情緒平緩了些。就寢的情況好多了。9：30 就睡著了。

實例 2

3 ／ 10 ／ 03

開始服用利他能：晨起 5 毫克，下午 3 點 5 毫克。

——剛開始幾天覺得嘴乾。

——似乎有點精神恍惚，非常安靜。

——除了較安靜外，沒有明顯變化。

5 ／ 13 ／ 03

停用利他能。

5 ／ 20 ／ 03

開始服用 Depakote，早晨和睡前各 125 毫克。

──使用浴帽。討厭蘋果醬，可以容忍優格和冰淇淋。

6 ／ 06 ／ 03

用藥沒變。

──服藥兩週後似乎情緒較佳。

──沒有明顯的副作用。

──驗血報告：丙戊酸（Valproic acid）值＝ 105。

7 ／ 15 ／ 03

用藥沒變。

──與小朋友玩兩小時沒有發生任何問題。

──玩輸時沒生氣

實例 3

日期／時間／活動	狀況	行為／持續時間	解決方式／後續動作
星期六早上晚起後去朋友家	玉米片裡沒幸運卡	丟碗，尖叫 20 分鐘，吵著要回家	朋友的媽媽安撫他，說趕快收拾好回家，可以很快看見媽媽。但是他邊對玉米片吼叫邊收拾好物品。
星期天下午參加生日派對	輸了一場遊戲	對媽媽尖叫，從贏家手裡搶走獎品	我帶他走出房間，待在汽車裡 20 分鐘，但他仍然無法平靜下來。於是我開車帶他回家，他連包包都來不及拿。我告訴他，他必須有 3 次參加聚會不鬧事的紀錄，才准他再參加生日派對。
星期一晚上	說放影機運轉不順	吼叫、敲打、將放影機拉出櫃子	父親告訴他，如果他弄壞放影機，以後就沒有影片看了，他才罷手。

第八章

精神疾病用藥

坊間有許多書籍可以幫助你了解治療躁鬱症藥物的技術面。本章的目的在於幫助你了解服用這些藥的應注意事項，以及如何照顧服用精神疾病藥物的孩子。如果孩子吃藥發生特別情形，請向醫師諮詢。

醫學界對於精神疾病藥物的研究日新月異。現在治療躁鬱症兒童的用藥與 5 年前大不相同，甚至與 1 年前也不同。我們每天都獲得相關的新知識。務必記住，教育自己可以降低恐懼感和無力感。你知道得愈多，做決定時愈有自信，而且對自己的決定更加安心。

你必須具備的知識

▲躁鬱症是腦部化學物質失衡所引起。大腦運用化學物質傳遞思想、感覺、知覺和反應的訊息，因此化學物質失衡時會影響情緒和行為。精神疾病藥物的功效，即是使大腦化學物質趨於平衡。

▲每一種藥都有學名。學名由製藥廠決定，也是它的化學名
稱，表示它的成分。但製藥廠會為藥品另取一個名字，以方
便行銷，也就是我們常聽到的藥品俗名。有些醫師開藥方時
使用學名，也有些醫師使用俗名。如果你不確定藥方上的藥
是否恰當，問醫師！如果醫師開藥單時使用俗名，要求醫師
也寫上學名。如果醫師開藥方時指定特定廠牌，要求藥局不
可以其他廠牌藥品取代。為了避免發生這個問題，要求醫師
開藥單時務必註明「限用此品牌」。除非醫師指示，切勿交
替使用不同藥廠的相同學名藥物，因為孩子對這些藥可能會
有不同的反應。此外，如果你的保險公司只支付以學名開立
的藥品費，務必提醒醫師這一點。醫師必須按照保險公司的
要求做事，聽起來很悲哀，卻是醫療界的現況。（編按：過
去醫療險條款將精神疾病列為除外責任，所以在早期醫療險
不給付，但現行醫療險條款已經將精神疾病從除外責任中刪
去。保戶如係在投保後始罹患憂鬱症，保險公司都會給付。
但如已罹患憂鬱症才要投保，此時醫療險方面一般大概都不
會接受。一般來說，若罹患慢性精神疾病的病症屬於精神分
裂症、重度憂鬱症或躁鬱症者，壽險公司無法承保；若屬於
輕度的精神官能症者，則會視病症程度及治療狀況，再評估
是否可以承保，或採取將精神病發所發生的醫療費用除外的
承保方式，讓因意外或其他疾病產生的風險，仍然可以獲得
醫療保障。）

▲食品藥物管理局（Food and Drug Administration）主掌審核藥
品的適用症狀。美國所有藥品都由食品藥物管理局核准適用
症狀，其中低於 25% 的藥可用於兒童。未經食品藥物管理局

核准使用於孩童的藥，是因為還不曾完成嚴格控制的臨床實驗，因此不必然是不安全或無效的。由於精神疾病藥物的市場很小，而且對兒童進行臨床實驗牽涉道德考量，因此只有極少數藥品完成正式的兒童藥效研究。儘管如此，幾乎所有目前在美國銷售的藥都使用於兒童病患。醫師們認為，只要「一般的醫療作為」顯示有效，即可將特定藥品給兒童服用。也就是說，大多數對兒童服用某種藥成效的資料，來自於兒童實際服用的效果、精神科醫師的個人研究，以及成人用藥臨床報告。因此，如果醫師開立的藥方未獲得食品藥物管理局用於兒童的特別核准，或沒有獲得用於你孩子症狀的核准，你也無須太擔心。

醫師針對你孩子的特定症狀開立某種藥，但這症狀不屬於食品藥物管理局核定的該藥品適用症狀，醫界稱為「非正規」處方。亦即製藥廠未就該種藥品對於你孩子的症狀說明使用劑量、使用方式和副作用。儘管如此，你的醫師將參考精神科專家編纂的用藥指南、成人用藥劑量，以及醫界使用於兒童的紀錄，開立處方籤。食品藥物管理局認為，在某些狀況下，「非正規」處方是適當、合理、可接受的醫療作為。醫師根據合理的科學證據，開立「非正規」處方給精神疾病兒童服用的情形非常普遍，而且一般不認為是進行實驗。

▲多種精神疾病用藥也適用其他疾病。事實上，部分精神疾病用藥原本被食品藥物管理局核准的主要適用症狀是癲癇症或止痛劑。但經過普遍使用後，醫界發現這些藥也可以治療其他症狀。因此如果你發現你6歲兒子用以穩定情緒的藥

Tegretol 也是你同事患癲癇症女兒的用藥，或你兒子用以穩定情緒的藥 Wellbutrin 就是鄰居藉以輔助戒菸的 Zyban，你都不必擔心。

▲藥品的使用劑量，未必如許多藥局成藥一樣必須按照身高、體重或年齡做調整。事實上，由於代謝、吸收等因素，兒童服用精神疾病藥品的劑量常高於成人。因此如果你發現你孩子服用的 Zoloft 的劑量和你丈夫服用的劑量相同，或你 7 歲 27 公斤女兒服用的 Zyprexa 劑量高於某位 18 歲 83 公斤青少年服用的劑量，都無須訝異和擔心。

▲精神疾病用藥和大多數的藥一樣，存在副作用。你常忍不住問自己，吃某種藥的副作用是否大於療效。你和孩子必須一起決定，哪些副作用可接受，哪些副作用無法接受。常見的副作用為噁心、疲倦、口乾、發抖、體重增加等。許多兒童非常在意吃藥副作用，尤其是剛進入青春期的孩子，他們最擔心發胖。

▲對於長期服用某些精神疾病藥物的副作用，醫界所知不多。因此我們做父母的很難下定決心是否該讓孩子服用這些藥。有時你會擔心孩子長期服用某特定藥物將造成不良的後遺症。做決定時必須儘量蒐集這種藥的效用和副作用等資料，然後從整體角度考量。即使某種藥可能影響孩子未來的健康，但孩子目前的異常行為和情緒，也會累積成不良的結果。你孩子的病症會妨礙他的精神、智識、社交能力等各方面的發展，使他和他週遭的人都不快樂。有時不讓躁鬱症兒童服藥，將使他的症狀更嚴重，導致傷害自己或他人。多數父母都認為，給孩子服藥的短期效果超過潛在的長期風險。

　　此外，我們還可以做一些防範工作以降低風險。務必讓孩子定期接受身體檢查，以檢測藥品副作用對孩子的實際影響。蒐集孩子用藥的資訊，並確認治療師們知道對這種藥的最新研究報告。必要時更換或調整孩子吃的藥。你還必須訂閱專業雜誌，參加專家主持的研討會。你的知識愈豐富，愈容易為孩子的用藥做抉擇。

▲針對不同症狀，躁鬱症兒童的用藥分為數種類別，包括：穩定情緒類用藥、刺激類用藥、鎮靜劑、抗憂鬱類用藥、精神疾病用藥。孩子需要同時服用多種類的藥時，你無須驚訝。對多數躁鬱症兒童而言，同時服用多種藥物比起服用單一藥物的療效更佳。

啟用新藥前必須詢問的問題

　　詢問醫師下列問題：

▲新藥的名稱（俗名和學名）？

▲新藥屬於哪一種類的用藥？藥效如何？（雖然某些藥的藥效不是很清楚）

▲新藥與孩子現在服用的藥是否互有反應？

▲你希望新藥對孩子發揮何種效果？

▲新藥對躁鬱症兒童的療效紀錄如何？

▲這種藥的短期副作用為何？持續多久？

▲這種藥可能導致的長期副作用為何？

▲這種藥的起始劑量是多少？

▲通常的服用劑量是多少？

▲如何檢測這種藥的影響？孩子是否需要進行驗血、心電圖
　（EKG）或其他檢驗？如果必須進行檢驗，該注意哪些數
　據？

▲對於新藥，我應該注意哪些負面效果？

▲出現哪些狀況，我必須立即聯絡醫師？

▲服用這種藥多久後該開始注意它的效果？

▲服用這種新藥期間，是否忌食某些食物或避免併服其他藥？

▲這種藥是否有說明書可帶回家仔細閱讀？

▲哪些症狀將影響孩子繼續或停止服用這種新藥？

藥劑師：你的好朋友

　　只去一家藥房買藥並不夠，但你必須選定某位優秀的藥劑師當你的顧問，讓他幫你檢查劑量，確認同時使用的多種藥品是否發生問題，並且願意隨時回答你對藥品方面的疑問。確認這位藥劑師的值班時間，並詢問他哪些時段適合詳細討論。讓藥劑師了解你孩子的狀況，以便回答你對於用藥的問題。

　　「我的兒子不肯吃藥。我試過各種辦法都沒用。
我將這種情形告訴藥劑師，她幫了很大的忙。她將藥
丸搗碎，放進草莓口味的糖漿裡。就像奇蹟一樣，從
此以後再也沒發生眼淚鼻涕齊飛的吃藥大作戰。我高
興極了。」（莘西亞）

處方籤與藥劑師

　　澈底了解孩子的處方籤只是第一步，你還必須讓孩子確實服藥，而且必須知道如何確實執行醫囑。務必在藥房時就做完下列這些工作，而不是回家後再打電話詢問藥劑師，或是再度回藥房詢問。

▲仔細閱讀藥品的標籤，了解全部用藥說明。

▲與用藥有關的問題務必詢問藥劑師，不可只詢問藥劑生。

▲仔細檢查藥品。發現與之前所買藥品的大小、形狀或顏色不同時，務必詢問藥劑師。

▲如果藥名與處方籤不同，務必詢問藥劑師。這可能是俗名不同或學名不同。除非醫師同意，切勿使用替代藥物。

▲根據標籤和說明書的指示儲放藥品。

▲磨碎、切割或溶解藥片前，務必詢問藥劑師。

▲如果處方籤沒有特別指示、警告或注意事項，詢問藥劑師該注意哪些事。

▲給孩子服用成藥前，先徵詢藥劑師的意見。有些成藥與處方籤藥併用會發生不良反應。如果你仍然無法確定，再詢問醫師。

▲確認服藥的時間和方式（空腹服用、搭配食物或牛奶服用、晨起立刻服用等）。

▲如果孩子不肯吃藥，請教藥劑師因應之道。部分的藥可做成糖漿狀，或小孩喜歡的形式（如打開膠囊灑在餅乾上），或可以咀嚼。你也可以試著將藥混在花生醬、冰淇淋或奶酪裡。你的藥劑師應該會有許多好點子。

▲如果藥劑師不熱心，換另一位！知識豐富、能力強、熱心的藥劑師，即使距離較遠，仍然是你孩子「醫療團隊」的最佳成員。

▲人不可能不發生錯誤，最優秀的藥劑師也難免犯錯。你孩子「醫療團隊」的每位成員都很忙，有時藥房會由藥劑生根據處方籤配藥。遇到這種狀況，給孩子服藥前務必再次檢查。

♥　有一次，我從藥房買藥回來給茱莉服用。那藥片和之前的很像，顏色、形狀都相同，藥片上的字也一樣，但大小略有差異。我決定相信自己的直覺，打電話問藥房。最後確認我拿的藥正確，但劑量不對，他們給的劑量是處方籤的 3 倍！還好我曾再次仔細檢查。

安全簡單的餵藥小祕訣為：

▲使用有分格設計的藥物盒，分格存放可供數日服用的藥。雖然將藥分配到各個格子內較花時間，但日後取藥給孩子時就很快，而且不會弄錯。

▲向藥劑師索取量杯，以正確餵食液體藥品的劑量。使用家裡的湯匙不夠精確。

▲液體藥品若沒有均勻溶解，可能發生危險。因為最先倒出的實際藥劑含量和最後倒出的可能差別極大，造成劑量過低和劑量過高的危險。詢問藥劑師如何解決這問題。

▲確認孩子將藥吞進肚裡。有的孩子會將藥含在嘴裡，趁你不注意時吐出；有的孩子直接將藥扔掉；有的孩子則將藥存起來，一次吃光。

管理孩子的用藥情形

孩子吃下了藥只是第一步，後續的工作仍然相當繁複。精神疾病並沒有標準的治療方法。各種藥物可以給孩子不同的療效，而不同的藥物組合和劑量更能不同程度地影響孩子腦部的化學狀況。管理孩子的用藥情形是持續且重要的工作，也是身為躁鬱症兒童父母的責任。下列各項建議可以使你做這項工作較容易。

▲務必詳細記下孩子的情緒紀錄表或用藥紀錄表。日後你會因為曾這樣做而欣慰。記錄所有的藥品劑量，以及對孩子的行為和情緒的影響、副作用等。

▲了解各種藥的副作用。尤其必須了解服藥後隨即顯示的強烈副作用。

▲孩子開始服用新藥時，務必與醫師保持密切聯繫。告知醫師最明顯的副作用及持續時間。與醫師討論孩子吃藥後實際發生的效果和副作用。孩子服藥後，可能先顯示某種副作用，然後副作用逐漸消失或發生變化。因為孩子的生理需要一點時間好適應新藥，但他適應後，副作用或許會消失。

> 「培利開始服用抗憂鬱藥時，覺得疲倦、昏昏欲睡、想吐。醫師告訴我，一段期間後狀況將改善。服藥 3 星期、我幾乎要投降的時候，疲倦、嗜睡的情形已經不嚴重，想吐的感覺也消失了。」（海莉）

▲針對單一症狀，有多種藥可供選擇。有些藥的副作用令孩子

難以承受。遇到這種情形，與醫師討論是否必須更換另一種藥，使孩子較能適應。

▲認真傾聽孩子是否能忍受某種副作用。如果孩子無法忍受，考慮更換另一種藥。

▲如果孩子顯得很疲倦或晚上極難入睡，你必須與醫師討論變更服藥時間，或將藥分兩次服用。

▲你的孩子持續在長大。如果孩子突然長高或體重增加，或顯示進入青春期的跡象，你必須與醫師討論改變用藥或劑量。有時某種藥的藥效可能無理由地增強或減弱，或孩子發生新的症狀必須治療。這些時候你都必須與醫師討論。

▲躁鬱症兒童通常都必須同時併用多種藥。找出最適當的藥物組合和劑量是相當冗長且折磨人的過程。但切勿沮喪！最辛苦的折磨也比不上為自己的孩子找到適當用藥的喜悅。務必記住，你孩子的腦部化學狀況與其他孩子不同，因此他的「藥物雞尾酒」也與其他孩子不同。為了你孩子的健康和快樂，你必須熬過去。

▲如果你的孩子併用 4 種藥，而別的孩子只服兩種藥，這並不表示你孩子的病情是那孩子的兩倍。真正的原因是每個孩子各有最佳的藥物組合，而 4 種藥併用對你孩子的療效最佳。

▲如果醫師經常調整用藥，你無須驚慌。孩子的身體和腦持續長大和變化，更換藥物是用藥管理的適當做法。

▲當醫師調整用藥，如增加劑量、增加新藥、去除某種無效的藥等，你都無須驚慌。但是你必須問清楚醫師調整用藥的原因，以及調整用藥後孩子的狀況。

▲或許你很想停用孩子所有的藥，看看會發生什麼狀況。但是

你要記得，你的孩子可能有其他病症，一旦中止所有用藥，那些病症會惡化。此外，突然停止用藥將使躁鬱症惡化，情緒變化將更嚴重，後續的治療也更困難。

▲服藥是一種持續性的療程。但孩子逐漸成長，經由學習後較能控制自己的情緒和行為，即可較少服藥。

♥ 孩子必須吃藥？聽到醫師這麼說，我既驚訝又懷抱希望。因為我們終於找到解決方法，而且不是必須耗費長時間的行為矯正訓練。事實上，經過無數醫師診斷及參考過許多教養孩子的書籍後，只需給茱莉服藥就能解決問題，確實令人振奮。但我也覺得有罪惡感。我和其他人一樣，對於藥物和精神疾病有若干先入為主的觀念。茱莉必須一輩子服藥？給小孩服藥對嗎？她是否會養成藥癮，或吃藥後變了個人？這表示我的教養失敗？抑或是茱莉和我的新希望？於是我開始實際體驗非正式的「小兒用藥心理學」課程。

「嚐試錯誤」成為我的新名字。就在茱莉開始服用利他能之後數天，她趴在學校的課桌上睡著了。我覺得自己是可怕的母親，相信學校教職員也這樣認為。正當我想放棄時，卻發現茱莉已有些許改變——她發脾氣時我能加以安撫、某天早晨她不曾哭過、對弟弟表示親熱。有一天她放學回家，帶著她自己畫的一張圖。看到那張畫，我激動地躲進浴室，忍不住眼淚奔流，不過流下的卻是快樂和放心的淚。茱莉有生以來頭一次畫出面帶微笑的自己。

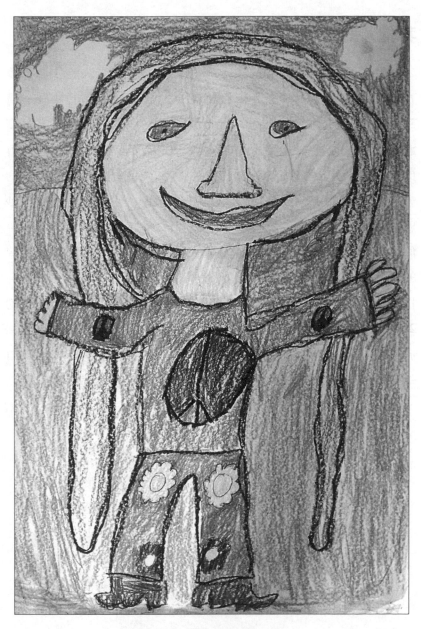

茉莉第一次畫出面帶微笑的自己。

其他人對孩子吃藥的反應

為了孩子的健康和快樂，你必須做出痛苦的決定。你要教育自己，並在每個轉折點做出你認為對孩子最有利的抉擇。這不是一件容易的事，但你不得不做。或許你認為做完決定已度過最艱難的階段，事實上不然。孩子開始服藥後，別人會告訴你：「你在毒害自己的孩子」、「你會使他變成有藥癮的人」、「你懶得教養孩子，所以讓他吃藥」、「你被滿腦子鈔票的藥廠洗腦」……以至於你想對孩子服藥這件事保密，以免你和孩子都遭到責難。你在電視上看見名流發起反對兒童用藥的活動；你看見新聞報導「科倫拜殺手」（Columbine killer。指 1999 年於美國科倫拜高中持槍掃射師生釀成校園重大血案的 2 位未成年高中生）因為服藥而導致精神病；網路上流傳著關於利他能的笑話，說這種藥是「21 世紀的褓母」。你必須面對這些窘境，戰勝這些窘境，做對孩子最有利的事。這是你對孩子無可推卸的責任——雖然做起來不容易。

♥ 茱莉開始服藥後，我經歷過一段被指指點點的歲月。但經過相當時間後，情況就較輕鬆了。實在很好笑，因為責怪我的並不只是教育程度低和缺乏醫學知識的人，部分醫師、治療師、護士、藥劑師等，也當著我的面表示驚訝和不贊同。我討厭帶茱莉去看新牙醫，也不喜歡填寫學校的表格，因為表格裡要求列出茱莉服用的藥，而他人就以這張長串藥單為我們母女貼上標籤。

　　某天由於是星期六，診所裡由護士為茱莉的腳趾開消炎藥。她依照程序問茱莉是否服用其他藥物，我遞給她長串藥單，等著她以責難的眼神瞄我。但護士卻以很和氣的眼神看著我，並說：「妳一定很努力、很盡職，我看她的狀況很好。」我感動極了，數天後寫了封信謝謝她。她可能無法體會，得到他人支持和贊同的感覺如此美好。

　　「喬伊不經意地提起，他全靠服藥抑制焦慮。此時其他人臉上的表情實在很好笑。我不在乎別人如何想。喬伊不介意別人知道他服藥，令我覺得很欣慰。某天有位女士告訴喬伊，焦慮無濟於事，這使我有點生氣。顯然喬伊不會因為那位女士的勸告而停止焦慮，但喬伊卻因為服藥可以不再焦慮。」（雪兒）

　♥　有一天，雪兒打開我家廚房的櫃子找玻璃杯，發現滿櫃子的藥，嚇了一大跳。雖然她對茱莉的狀況非常了解，也知道茱莉正在接受治療，但是看見一排排的瓶瓶罐罐，還是十分吃驚。

　　「那些曾經置換人工關節或戴眼鏡、染頭髮的人，竟然難以了解我的兒子為什麼必須吃精神疾病藥物。我最關心的是，任何可以使人的情緒和生理的感覺運作更佳的方法，都是好的。」（法蘭）

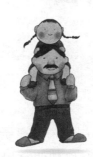

第 四 篇

我家有位躁鬱兒

第九章

日常生活

　　無論是你的孩子剛獲得確診,或你早已得知孩子的病名,你必然非常了解,自己養育孩子的過程和其他父母將全然不同。躁鬱症影響孩子的生活,也影響其父母的生活。你必須和藥物治療、醫生、老師、朋友等奮戰,還必須照顧其他子女。於是你的生活陷入滿足躁鬱症孩子的需求、滿足其他子女的需求及滿足自己的需求三方混戰中。

　　由於孩子罹患躁鬱症,無論他的行為正常或異常,你幾乎得每分每秒注意他的各種行為。孩子因為芝麻小事或毫無緣由地無法控制自己的行為時,你必須儘可能幫助他控制自己。這樣的過程變成你的日常工作,也是你撫育他的重點工作。

　　前文曾說過,孩子獲得確診並開始服藥後,狀況並不會瞬間好轉,但是你已經了解,孩子的負面行為是由於腦部的化學物質失衡。你無須擔心自己的教養方式有錯,並開始學習和執行撫育躁鬱症兒童的特殊方法。不過希望你能明白,有時你仍然會束手無策。

　　比較令人失望的是:當其他父母陪伴孩子去練習踢足球、

參加生日派對、跳芭蕾舞時，你卻必須帶著孩子去醫院接受心理醫師的治療，或是抽血進行檢驗、去藥房買藥等。孩子的躁鬱症仍然是你生活的重心。如果你的孩子獲得確診，為他找一位優秀的治療師，以及經常注意孩子服藥的效果和副作用，幾乎已經占去你全部的時間。縱使你實際花在孩子身上的時間只有一部分，但你的一顆心無時無刻都懸掛著他的狀況。

♥　我和茱莉的生活狀況？世上再沒有如此複雜的事！茱莉是令人難以想像、美好、情緒強烈、令人筋疲力盡、耗盡我全部精力的孩子。我母親形容她是一種「力量」。雖然她的個子嬌小（身高和體重在同年齡孩子中屬於最末的百分之五），但她占的空間很大。她能在短短幾分鐘內讓你笑、讓你哭，又讓你咬牙切齒。自她呱呱墜地開始，在許多方面就和一般孩子不一樣。

「凱蒂無法安靜下來。沒有一位褓母肯再次來照顧她。她喜歡打破砂鍋問到底，而且事事都問。有一次我將她託付給鄰居 2 小時。等我回來時，看見鄰居抱著她，她還在哭。鄰居說我一離開凱蒂就開始哭，無法安撫。此後我再也不曾離開她。」（凱薩琳）

躁鬱症兒童母親典型的一天

除了打理家事、照料孩子的一般性事務，以及自己的個人生活外，下列各項是躁鬱症兒童的母親必須額外做的工作。如

果有人想不透妳為何如此忙碌和疲倦，拿這張列表給他看！

▲配藥。

▲帶孩子去接受治療。

▲去藥房買藥。

▲耗費許多時間和精力幫孩子完成生活基本事務，如刷牙、穿衣等。

▲和老師及校方輔導人員討論。

▲觀察孩子的行為，避免他發脾氣。

▲製作情緒表。

▲製作用藥紀錄表。

▲小心監看他與兄弟姊妹相處時的情形。

▲小心監看他與其他小朋友一起玩的情形。

▲帶孩子去抽血進行檢驗。

▲向保險公司申請給付。

▲與保險公司交涉。

▲幫她完成正常小孩能自己做的生活瑣事，如整理房間、鋪牀等。

▲思考如何回應他的異常行為，在不使他生氣的狀況下予以教導。

▲自己接受心理治療，以紓解壓力、保持理智。

▲半夜起床探望孩子的狀況，或他醒來必須陪伴在旁。

▲根據孩子的情緒變化更改行事計畫（例如理髮或出遊臨出門前，如果他發脾氣，你必須更改日期）。

▲執行改進行為方案，如獎勵表或積分表。

▲閱讀教養子女的書籍。

▲研究躁鬱症。

▲觀察服藥的效果和副作用。

▲擔心孩子，質疑自己的教養方式，質疑自己抉擇的正確性，
　擔心藥物對孩子身體的影響。

▲對未來既期待又害怕。

　♥　有時我認為應該這樣自我介紹：「我是莘蒂——
我有一位躁鬱症女兒——辛格。」

　　比起其他為人父母者，你的日常生活有更多的歡笑和淚水，而且變化多端。對你而言，這些情形都很「正常」。躁鬱症兒童的父母也常在兩相極端的情緒中擺盪。你經歷許多艱辛和痛苦，孩子的情緒反射成你的情緒；但你也須知道，當孩子一整天沒有打架或吵架而平安地放學回家，或順利完成你原本以為會一塌糊塗的作業，或高高興興地玩了一天，你因此感受到的那種發自肺腑的喜悅，卻是正常兒童的父母永遠無法體會到的情感。有人說，就像我們的躁鬱症子女一樣，每個人都有雙極性情緒。

　　即使你認為自己已全盤了解孩子的症狀，但新的症狀仍然會發生。這就好比開鑿一條隧道：工程極耗費時間，還未開通前一輛車也過不去。孩子在完全發育成熟前，他的腦部網絡持續建構中，因此隨時可能發生新的精神疾病。我們無法控制，也難以預測。

　♥　我的女兒茉莉為我帶來最美好和最糟糕的事。我

125

曾經像一位嚴苛的士官長，或是一位最有耐心的聖人，也像一位慈愛的母親——即使當她一點也不可愛的時候。這些都非我所期望。如果 12 年前你告訴我，養育子女是這麼一回事，我可能不相信。如果那時你告訴我，我會常綁住女兒，會在她 6 歲時讓她服用精神疾病用藥，待在醫院和檢驗所的時間會超過在足球場邊的時間，還會懷疑自己是否有足夠能力照顧女兒⋯⋯我一定說你在開玩笑。但這卻是我過的日子，也是我女兒過的日子。我老實告訴你，許多次我開車回到家，卻坐在駕駛座不動，深怕走進屋內，將再次面對一場暴怒、一陣尖叫，或一堆傷人的話。不過每次我都終於跨出車子，走進屋裡。

幫助孩子的教養方法

行為失控是躁鬱症兒童的主要症狀，因此管理孩子的行為占去我們一天的大部分時間。或許你已讀過成排教養子女的書籍，而且發現其中部分方法有用，部分方法則行不通，部分短期間有效，部分起初無效、後來有效，還有許多方法介於上述效果之間。下列介紹的各項教養方式，專門針對無法控制自己行為的躁鬱症兒童。你必須先與孩子的治療師討論，建立一套行為計畫並付諸實施，再輔以特殊的教養技巧，以改變孩子的負面行為。

務必記住，你的目的並不在於教導孩子戒除負面行為和想法，因為這幾乎不可能。你的目的在於協助孩子辨識某種負面

行為或想法即將發生或剛開始發生，並盡量避免這負面行為和
想法繼續擴張——亦即持續惡化至完全失控的狀態。

記錄行為失控的早期徵兆

　　你愈熟悉孩子的異常行為類型，便能愈早進行干預，增加
導正行為的成功機率。荒唐行為、大哭大鬧、憂鬱等，都有早
期徵兆可循。

　　　　「仔細閱讀桃莉近幾個月的情緒紀錄表後，我發
　　現：當她專心於某事卻遭打斷時，就會開始生氣。例
　　如她正在看書，我卻必須帶她出門；或是她寫功課時，
　　我叫她吃飯。」（艾莉西亞）

發現孩子的異常行為早期徵兆，立刻進行導正

　　導正的方式如沐浴、從事某種身體活動、聽音樂、看影
片、畫畫等。

　　　　「當我看見莫妮卡來回踱步、講話速度加快，就
　　表示她將要發脾氣了。我會立刻拿出繪畫工具，播放
　　她喜歡的音樂或影片。如果她發現這些事物能吸引自
　　己的注意力，避免生氣，日後她會自己做這些能轉移
　　注意力的事。」（瑪莉安）

如果可以，保留一些孩子能自我掌控的空間

躁鬱症兒童不喜歡聽從命令。儘可能給他兩個（或兩個以上，視年齡而定）選擇，而非對他下命令。還要避免容易導致否定答案的問題，如：「你準備好開始做家庭作業了嗎？」也要避免開放式問題；最好提供特定選項供孩子選擇。避免對他下命令，如：「寫家庭作業的時間到了！」可以換個方式表達：「你想在 5 分鐘後或 10 分鐘後開始做功課？」為孩子設定目標，使他產生競爭的樂趣，順利完成要做的事。如：「你認為自己能多快將房間整理好？」或：「找出 10 樣東西丟棄。」這種方式能使孩子覺得完成了重要的事，並確認目標和達成目標。

「雷恩無法忍受被命令。因此我希望他做一件事時，會先想出一個辦法，讓他認為是自己選擇那樣做。雖然事前我必須花許多時間來思考辦法，但比起激怒他或和他吵架，還是值得。」（瑪格麗特）

運用放鬆技巧

試著和孩子一起做瑜珈、冥想、聽放鬆情緒的音樂，這些方法對於睡眠均有幫助。有些孩子聽內容為鯨魚聲、雨聲、海浪聲的 CD，可以舒緩精神。

「有時安柏會跟著錄影帶做瑜珈，使身體和精神

放鬆。即使她沒有跟著做，錄影帶的解說和音樂也能
讓她身心鬆弛。」（艾莉森）

讓孩子動起來

近年來的研究顯示，運動能刺激大腦製造某些化學物質，其中若干種正是孩子所服藥物的化學物質。因此運動除了帶來已知的各種好處外，還能改變腦部的化學狀況。即使是 10 分鐘的運動，也有這種效果。

「現在我已經不處罰馬特關在房裡，而是要他出去在社區裡遛狗。遛狗比關在房裡的好處來得多，當他帶狗回家時，心情好多了。」（莫莉）

重視好行為

儘管我們花許多時間矯正孩子的行為，但孩子仍經常表現不佳。努力找出他的好行為，給予誇獎和獎勵——即使這項好行為伴隨不良行為，或好行為後又發生不良行為。這樣做不僅能讓孩子知道什麼是好行為，並能使他重視每天發生好事。

「我在冰箱上貼滿獎勵貼紙，讓全家人都知道卡洛做過的好行為，還有卡洛為我畫的畫像。」（安東妮雅）

「每晚全家人圍坐，每個人說出對其他人的感謝。
雖然這要花一點時間，但聽到每個人對其他家人的感
謝，感覺很棒。」（柯歐）

你可能已試過多種獎勵辦法以鼓勵孩子表現好行為。有些
辦法短時間有效，有些辦法卻完全無效。如果你採用某些適用
於正常兒童的獎勵辦法，加以修正，或許對你的躁鬱症子女有
效。正常兒童的父母，可能希望孩子自己整理床鋪、整理自己
的房間，或清掃後院，當作「晨間家事」；但你的躁鬱症子女
應該以「自己起床」、「自己穿衣」作為晨間的兩項好行為。
除了鼓勵孩子完成好行為外，你還應該鼓勵他別做壞行為，
如：「不可以打弟弟」。

你期待孩子應有的好行為以及給予他的獎賞，應該適合他
的年齡，才能讓他覺得實際而且有興趣。比如你希望孩子整天
都說好話，就是不切實際的想法。你應該逐步開始，首先在孩
子每次說好話時，就給他一顆星或一張貼紙；孩子的人際關係
技巧顯示進步後，就可以期望他一早上、或一下午、或 1 小時
說一次好話；最後才要求他整天都說好話。而且隨著你的要求
提高，獎賞也必須跟著調整。剛開始時，每天獲得 4 顆星就可
以選一種零食；到後來，他累積更多星星就能選擇其他獎賞。
務必隨時準備好獎品，以獎勵孩子的優良表現。每次只增加一
種困難的行為，從簡單程度慢慢提升孩子在這方面的能力。

給孩子的獎品也必須仔細思考。如果你以每天帶他去某處
特殊地點當作獎勵，既不實際也不適當。此外，不能給太多零
食當獎品。最好的獎勵是增加孩子的權利，或無形的禮物、不

昂貴的活動。諸如外出看電影、租影片欣賞、外出吃冰淇淋等較貴且耗時間的獎勵，只用於難度較高的特殊表現。至於簡單容易但孩子覺得有興趣的獎品，如：不須整理床鋪、睡前多講一個故事、晚 15 分鐘上牀、多看半小時電視、給貼紙或小玩具、選擇晚餐的菜式等。

♥　茱莉最喜歡的獎勵是「當媽媽的上司」15 分鐘。

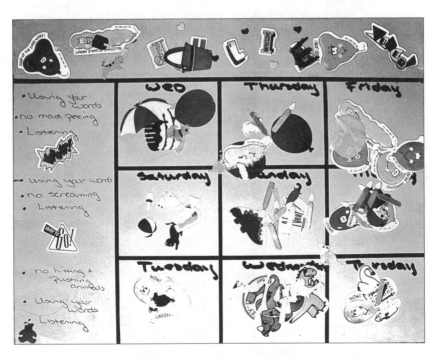

這兩張獎勵表曾對茱莉發揮效用。

第一張是她 5 歲時使用，第二張（見下頁）是她 9 歲時使用。

行　為

行為	分數
乖乖起床	5
刷牙	3
乖乖穿衣服	3
說好話	5
做好事	5
說一次就聽話	5
做家庭作業	10
看書 15 分鐘	7
乖乖上床	10

獎勵

獎勵	分數
甜點	10
看電視 30 分鐘	10
任選零食	15
和小朋友玩	20
爸爸陪 30 分鐘	20
晚 15 分鐘上床	30
外出吃冰淇淋	50
外出看電影	75
買新 CD	100
過夜派對	100

JULIE

教導孩子辨識自己的感覺和情緒

　　教導孩子描述感覺的詞彙，也可以用顏色來描述感覺——綠色代表快樂、紅色代表生氣、藍色代表憂鬱、黃色代表沮喪等。如果孩子說不清楚自己的情緒，教孩子將代表他情緒顏色的珠子或鈕扣放進透明罐子裡，你就可以了解他目前的心情。教導孩子衡量感覺的強度：「從 1 到 10 的等級，你現在的生氣屬於哪一等級？」畫一個空杯子，告訴孩子依照感覺的強度用彩色筆為杯子著色，情緒有多強烈，就塗多少顏色。或是用真正的杯子，要孩子倒入代表她感覺強度份量的水。對於年紀較小的孩子，可以利用「綠燈」、「黃燈」、「紅燈」及「溫度計」等表示她的感覺及強度。畫數個代表不同情緒的臉孔，讓孩子選擇，以代表她的心情。或讓孩子畫自己，描述他的感覺。或是要孩子畫一張圓餅圖，以顯示她生氣、快樂、害怕和憂鬱的時間比例。

　　「喬伊的醫師要他畫一個圓餅圖，以顯示他各種心情的時間比例。看到他快樂的時間如此少，令我震驚。他畫了一個占極大比例的部分，在這區域裡多種情緒混雜。精神科醫師和他討論多種感覺如何同時發生後，認為那部分是他的「焦慮」時間。藥物開始發揮效果後，喬伊告訴我，圓餅中的快樂部分增加了，焦慮部分縮小了。圓餅圖可以幫助喬伊描述他心裡的感覺，是一項很有用的工具。」（雪兒）

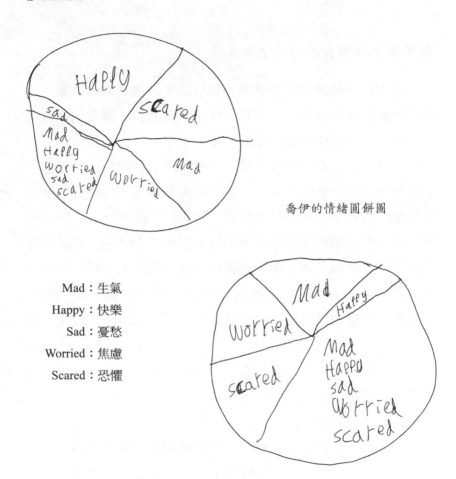

喬伊的情緒圓餅圖

Mad：生氣
Happy：快樂
Sad：憂愁
Worried：焦慮
Scared：恐懼

教導孩子辨識失控行為的早期徵兆

　　看見孩子有行為或情緒失控的徵兆時，立即對他說：「你看起來很生氣。」或「你看起來很沮喪，是不是覺得自己馬上會失控？」孩子可能需要幾年時間才學會辨識和預測自己的行為，但你切不可放棄教導他學習這些技巧，即使現在沒什麼成效。無論孩子現在或長大後才學會這些技巧，都非常有用。

「昨天瑪德琳問我，她臉上是否有生氣的表情。
她竟然能在脾氣發作前感覺到自己的怒意，令我非常
驚訝。我告訴她，她看起來是有點不高興，而且誇獎
她能察覺自己的情緒將失控。我非常高興，讓她選擇
今晚用餐的餐廳。」（蜜雪兒）

要求他人協助

有時你必須懂得跳出框框，尤其是孩子企圖與你作對或將
你逼到最後一步時。在這節骨眼，必須要求他人幫助！運用這
種方式解決問題確實很困難，有時連夫妻彼此都幫不上忙，但
你愈常這樣做，就會變得愈簡單了。

「上次我兒子情緒失控，毆打他媽媽。我立刻要
求妻子打電話邀朋友外出吃飯，換我出面處理這件事。
妻子非常高興，雖然她嘴裡說她不能在這時候離開孩
子。等她回來後，看見我和孩子都好好的，而且兩人
都已平靜下來，才鬆了一口氣。此後我對處理麥可的
問題更有信心，也更了解他。」（詹姆斯）

「我的行事曆排得滿檔，我必須開車載萊西去接
受治療、去藥房買藥、去學校洽談，還必須帶其他子
女參加活動。我很感謝我的母親願意分擔部分工作。
媽媽開車載萊西去接受治療時，我不必跟著，可以載
傑森去練習橄欖球，或載梅根去打壘球，而且能坐在

場邊觀戰。有時則是由媽媽帶其他孩子去參加活動。這種方式使我覺得輕鬆多了。媽媽幫忙我時，享受到當祖母的天倫之樂，我也能和每個孩子都有完整的親子時間。」（莉莎）

隨時離開孩子無法面對的社交場合

如果你參加聚會前，先做好隨時離開的心理準備，可以讓你較輕鬆，而且較容易控制狀況。事先和朋友們約定好你必須提早離開的暗號，屆時只要一打暗號，很快地說再見，立刻離開。你也可以和朋友們約定另一個暗號，藉以表示孩子表現不好，你必須立即離開。

「我丈夫只須看我臉上的表情，就知道布里特妮即將情緒失控，我們必須立即離開。他說，只要一看見我鼓起雙頰，他就知道無須討論，我們必須立刻走！」（黛安娜）

「剛開始幾次我告訴蘿比，如果她表現不好我們立即走人，她不相信。我強拉她離開遊戲場或電影院時，她鬧得更厲害。現在她知道我是認真的。只要我一伸出五指開始倒數，她就明白她必須自制。雖然不是每次都有效，但每次我數到 5，無須解釋就拉她離開。」（莉莉）

孩子發作完後，和他溝通

等孩子發完脾氣後，和他討論哪些方法有效，哪些方法無效。方式務必明確，如：「如果我擁抱你有用嗎？」「如果我告訴你我愛你，有幫助嗎？」「你生氣時，我怎麼做可以幫助你化解怒氣？「你生氣或沮喪時，希望自己單獨一人嗎？」「下一次你發脾氣時，希望我怎麼做？」

「我留一張字條給蘇菲，告訴她上次發脾氣時處理得很好，並問她希望我如何協助她。蘇菲畫一張圖答覆我，圖中她正在生氣踢門時，我在一旁說：『我愛你！』這張圖勝過千言萬語。」（珍）

教導孩子負責任、道歉、原諒及修補人際關係

孩子必須了解，即使他有時無法控制自己的行為，仍然必須對不當行為負責任。不論是自主行為或失控行為，都造成特定後果。如果你的孩子發脾氣時破壞某樣物品，他必須負責修好或買新的。如果他令別人不好受，必須向對方道歉。發脾氣當然會破壞人際關係，必須進行修補。你必須以實例教導他如何修補。有時你發現可以用其他方式處理你和孩子的爭執，坦白地告訴他，並且為自己發脾氣向他道歉。

「上次伊文故意打破一樣東西，我沒有發脾氣，但從他下星期的零用錢裡扣掉重新買那東西的金額。

他雖然不高興，但他能了解。」（肯恩）

　　「柯帝和小朋友吵架時，會罵對方難聽的話，或將對方踢出門外，事後也不懂得說道歉。我說服他應該寫 e-mail 向朋友道歉。藉由這種方式，我教他使用適當的道歉詞彙，並避免他再次和朋友吵架。」（亞斯里）

教導孩子自我緩和的方法

　　當孩子情緒平穩時，教導他如何在生氣、憂鬱或情緒失控時自我緩和。將各種方法列成一張表，放在孩子隨手可拿到的位置。

　　「伊莎貝拉的床頭有一疊平撫情緒用的 CD、一枝刷皮膚的特殊刷子和幾瓶香水。我們稱這些東西是她的安定物。在她房間的椅子上還有一個綠豆椅墊，有助她放鬆情緒。」（蘇）

了解對孩子無能為力並非你的失敗

　　即使你用盡上述方法，以及你自創的方法，有時仍然不能制止孩子的不當情緒和行為繼續升溫。你孩子的身體裡彷彿有巨大能量，必須宣洩出來。對於這種狀況，你確實無能為力；而且無須認為自己處理錯誤，或試圖從中學習。這時你最好讓

孩子一個人獨處，而且你也需要獨處。

　　「我真為自己那天晚上的表現喝采。克莉絲汀娜
大發脾氣，我知道只有等她筋疲力盡才會作罷。我不
和她爭吵，也不試著安撫她，免得火上加油。我認為，
如果當時我有任何動作，她不會那麼快就平靜下來。」
（翠娜）

第十章

躁鬱症兒童
對家庭的影響

　　家中有一位躁鬱症子女，會全面性地影響全家人的體力、精神和感情。這種病症牽動每位家庭成員之間的關係——親子之間、兄弟姊妹之間，以及夫妻之間。躁鬱症是一種情緒失調症狀，卻影響孩子的每個生活面向，繼而影響父母的每個生活面向。躁鬱症企圖成為家庭的主宰者，因此如何取得平衡點是最重要也是相當困難的一件事。本章將協助你在照顧躁鬱症兒童及照顧其他子女之間取得一個平衡點。（在第十一章將進一步討論履行父母責任和照顧自己之間如何取得平衡。）

　　家裡其他子女和配偶需要我們，當我們覺得連一絲力氣都沒有時，也需要他人。顯然其他家人的生活也受到重大影響，因此我們必須為他們和自己營造正常的生活。只照顧好躁鬱症子女還不夠，其他家人也要受到照顧。你不能只重視家庭外的狀況，如學校、社交活動，你還必須重視家裡的生活。

均衡每位孩子的需求

家裡有 1 名以上子女的父母，常覺得他們會較疼愛某個孩子，即使他沒有躁鬱症。你就像天下所有為人父母者一樣，最重大的責任就是根據每位孩子的特殊需求和個性，滿足他們的需求。但是你的躁鬱症子女將占用你絕大部分的心力，所以如果你無法給每位孩子相同份量的關心，至少必須讓他們知道：在你心裡，他們也和躁鬱兒同樣重要。對於有躁鬱症兒童的家庭，這種說法聽來很詭異。但是為了你自己的身心健康，為了其他子女，甚至為了躁鬱兒，你卻必須這樣做。因為躁鬱症兒童常認為世界是以他為中心運轉。

利用躁鬱症子女與配偶或其他長輩在一起的時間，你儘量和其他子女作伴。讓其他子女和他自己的朋友一起遊戲、做功課，或做一些無須花很多時間卻能讓其他子女覺得窩心的事，如：煮他最愛吃的菜、送一件他渴望很久的禮物，或是寫字條給他，說你非常愛他，他非常乖，你很寶貝他。

> 「凱爾無法忍受我太關心他的妹妹。他想盡辦法引我離開妹妹。有時我得冒著他發脾氣的風險告訴他：現在我必須幫瑪蓮妮，沒辦法幫他。我不希望他們倆認為凱爾的需要永遠擺在第一位。事實上，有時凱爾發脾氣，我知道任何辦法都不能制止，就將我的注意力集中在瑪蓮妮身上。我必須使瑪蓮妮了解，即使凱爾生氣，她的感受也很重要。」（琳達）

即使你為其他子女做特別的事，有時他們仍然認為你不關心他們，因此覺得生氣。如果你只注意躁鬱症子女的正常和異常行為，其他子女會故意做出異常行為，以吸引你的注意。你對躁鬱症子女的所作所為，不只影響他，也影響其他子女。你對孩子們各種行為的意見，對所有孩子同等重要。孩子們需要你明示，哪些行為可接受，哪些行為不被接受。孩子們需要你在他們不可愛時仍然說你愛他們，並在他們表現好時誇獎。如果躁鬱症子女有不良行為，你既不處罰，也不制止，但其他子女有相同行為時，你卻不加解釋就處罰，其他子女會覺得你非常偏心。

家庭中的每位成員都沒有任何理由可以做不良行為。你的躁鬱症子女必須了解，即使他無法控制自己的情緒和行為，也必須盡力表現正常。其他子女也必須了解，他們必須控制自己的行為。你根據每位子女的個性，用不同的方法教養他們，對每位孩子的要求也不同。躁鬱症子女的某些行為你能接受，但其他子女做同樣的行為你卻不能接受。

你必須告訴孩子們，你根據他們特有的個性，以不同的方法教養，但你對他們的愛都同等，這樣孩子們的心理才能獲得調適。這不表示其他正常子女不會在發脾氣或威脅他人時試圖逃避處罰，但他們將會了解如何發揮自己的特質，如何根據他人的個性和特殊需求來對待，以及自己必須盡力控制行為。

「漢娜今天向我招認，她是故意使壞。她說她希望獲得和躁鬱症哥哥一樣的關心。她還說希望自己有躁鬱症。」（黎安娜）

　　當你忙著了解和應對躁鬱症，很難擁有正常的生活、正常的精神狀況和正常的判斷。但你對於家裡的躁鬱症子女和其他子女，都必須努力護持他們正常成長。此外，切不可在其他子女身上積極尋找精神疾病症狀。當然你已經像是驚弓之鳥，但你教養子女的重心不應該是觀察他們是否有精神疾病。

　　躁鬱症兒童的父母的另一個憂慮，在於擔心其他孩子的心理和身體會受傷害。很不幸地，這份擔心並非毫無根據。躁鬱症兒童會傷害兄弟姊妹、父母及他們自己。大人不在場時，切不可讓躁鬱症兒童和年幼的弟妹在一起。躁鬱症子女進入狂怒狀態時，務必不讓其他兄弟姊妹待在近旁。因為躁鬱症兒童發起脾氣來，有時連你也控制不住，只能將他與其他子女隔離，以確保安全。

♥　某天晚上，家裡只有我、茱莉及 4 歲的山姆。茱莉開始發脾氣，她尖叫、摔東西，而且說她恨我。我看見山姆露出害怕和迷惑的表情。突然間我明白，這一刻他和茱莉同樣需要我。我也明白，我必須當下選擇保護其中一個。為人母親很難做出這種選擇。最後我帶山姆到巷子裡玩曲棍球。我離山姆遠遠的，不讓他看見我聽著茱莉的尖叫而落淚。這是我第一次明白，我的責任之一是保護兒子不受女兒傷害。

如果你家不只一名特殊需求兒童

　　如果你擁有 1 名以上特殊需求子女，兼顧他們各自的特殊

需求確實是一項非常困難的工作。精神失調是一種生理失調症狀，具有遺傳性。如果你已經有一位躁鬱症子女，有可能另一位子女也有精神方面的問題。照顧兩位特殊需求子女就像照顧五胞胎一樣困難。我沒有更多的建議，只能告訴你，你並不孤單，但你的處境更複雜，而且你必須做你應該做的。

♥　經過長久的期待，我又懷孕了，生下安靜、可愛的甜蜜寶貝山姆。他一點也不煩人，可以安靜坐在他的玩具車裡數小時之久。茱莉發脾氣時，他似乎一點也不在意。我曾經感謝上帝，讓我有一名「正常」的孩子。山姆 3 歲時，他的幼稚園老師告訴我，他可能有感覺統合方面的問題。他不和其他小孩互動，而且沒有養成社交能力，也沒有能力玩需要想像力的遊戲。他可以非常專注於某項活動，並按照既定方式參加活動。他養成非常特殊的、儀式性的做事方法，而且喜歡每件事都一成不變。他喜歡一遍又一遍地看同一捲錄影帶，而且對數字非常有興趣。

我的朋友們都誇讚山姆很安靜。他們一再逗他，他就是不回應。我知道他會說話，因為他會一字不漏地背誦喜歡的電視節目片頭辭。我認為山姆或許非常不愛交際，或許因為家裡的緊張氣氛，使他養成非常強烈的自我防衛能力。

山姆 3 歲時已經認識所有的字母，可以從 1 數到 80，還會倒數。我知道他很聰明，但我也逐漸了解他不太「正常」。他的社交能力和說話能力明顯落後同

齡孩童。事實上，我並不了解正常小孩的成長情形和行為狀況。我知道山姆不像茱莉那樣表現超齡，但茱莉太早熟了。我認為山姆的社交能力和語言能力不強並非大問題。我很慶幸山姆不是一位問題兒童。

我十分擔心自己會再打開一個爬滿蟲蟲的罐子。猶豫數週後，我帶山姆去茱莉的心理醫師處做評鑑。她推薦我們去看一位專家。報告幾乎馬上出爐，山姆有亞斯伯格症，屬於自閉症的一種。於是我再度經歷一次家有精神疾病兒童的夢魘。我調適自己的心理，搜尋此病症的相關資訊，找一位優秀醫師治療兒子，學習教養特殊需求兒童的方法，以及如何處理他人的反應。

我安排山姆參加訓練語言能力和社交能力的課程，給他服藥。我必須調整對兒子未來的期望和夢想。我必須經常思考兩名孩子的缺陷及長期需求。我覺得自己每天都在做攸關他們一生的重大決定。我不相信這種事竟在我身上又發生一次。我開始認為問題出在我自己身上，我一定是可怕的母親，否則壞事怎麼會再次重演？

我花了相當時間才調整出新的日常行程。就在一瞬間，我那「沒問題」的兒子就像茱莉一樣，需要我付出許多。由於茱莉相當會吃醋，我儘可能趁她上學時為山姆做行為治療。有時我覺得，不管我如何努力，我的兒女之一都無法得到他所需要的照顧和幫助。

雖然我不願意開口，但我確實需要幫助。我請人

幫我教導山姆。我自己去做心理治療的次數也增加了。我搬了家，以鄰近適合我子女的學校，並參加協助教養躁鬱症兒童的社團。我還創建了協助亞斯伯格症兒童的社團。我丈夫去做輸精管結紮手術（有這兩名孩子已經夠了！）雖然不能事事皆如人意，但面對諸多困難，我已經盡力而為。

面對其他親戚

或許你認為親戚們會對你、你的家庭及你的躁鬱症子女給予無限的愛與支持。確實部分親戚會如此，但也有些親戚卻令你傷心。部分親戚的批判態度令你無法承受。但畢竟他們是親戚，即使他們不了解躁鬱症，也應該接受你的孩子有問題，而且應該知道你盡心盡力做一位好母親。如果他們了解躁鬱症，他們應該知道你和你的孩子都受到影響。

♥ 去年我們參加堂兄家的家族聚會。在場有 40 多人，全都是親戚。大多數人兩年才見一次面。茱莉當時的情緒極不穩定，覺得所有事都不順心。她和親戚的小孩一起玩，但有一位小朋友反對她想玩的遊戲。茱莉很生氣，離開聚會。我不知道發生了什麼事。見不到她的身影令我很著急，默默地找尋 15 分鐘仍然沒結果，我不禁驚慌起來。於是參加聚會的每位親戚都幫忙找茱莉。我們找遍屋內、屋外，甚至擴大至社區。似乎過了幾小時，又似乎只有半小時，我們發現茱莉

躲在起居室沙發背後。整個過程中她都躲在那兒偷聽。她聽到我們在找她，也聽到我驚慌的聲音。我很難想像，如果不是被發現，她將在沙發背後躲多久。我尷尬極了。這些親戚沒有一人知道茉莉有問題，但我認為他們在背後竊竊私語。回家的路上，我心情低落。每次參加家庭聚會，茉莉都會惹事生非，以致我們和其他親戚格格不入。

「我和表姐在 3 個月內先後生下女兒。我們高興極了，感情也更融洽。當我們的孩子逐漸長大，一起遊玩，問題卻發生了。姪女潔西卡常向表姐抱怨我女兒莫妮卡。表姐常和我交換養兒育女的心得，以及討論管教子女的方法，但沒有一種管教方法對莫妮卡有效。表姐仍然常帶潔西卡來家裡玩。後來莫妮卡被診斷出有躁鬱症，開始接受治療，狀況漸有改善。

表姐是我第一位告知莫妮卡有躁鬱症的人。我認為既然她了解真相，往後狀況將會好轉，但表姐卻告訴我，她不想讓女兒潔西卡知道我女兒有精神疾病。這是什麼心態！躁鬱症是傳染病嗎？我覺得受傷害，而且是最嚴重的傷害。我再也沒有任何精力去維持彼此的關係。這是她的損失。我只希望潔西卡能有機會學習如何接受與自己不同的人。」（寶拉）

「有時親戚的孩子做錯事，我會偷偷高興。因為艾倫發作時，他們老是責怪我。」（克莉絲汀）

如果難應付的人不是親戚，避開他就是了。但如果難應付的人是親戚，你就必須做抉擇。如果和某位近親永遠不見面，結果將如何？會不會影響你和其他親戚的關係？

你必須針對不同狀況做抉擇。如果某位親戚確實不適合接近你的孩子，你只好忍痛斷絕來往。如果你能事先策劃較佳的狀況，未必不能和難應付的親戚見面。例如讓孩子和許多親戚的孩子一起玩，而不是與難應付的親戚的孩子單獨相處。

「我只參加有眾多孩子一起玩和有眾多活動的家族聚會。麥森不能參加正式且需乖乖坐著的場合。以前我不願意因為麥森的緣故失去參加家族聚會的機會，所以我們都照常參加，而且盡量注意麥森的舉動，但結果都令人不高興。如果親戚肯幫忙，容忍麥森的不良行為，我還可以接受；但事實不是這樣，我得耗費精神盯著麥森，同時承受親戚們的白眼，實在樂趣全失。所以我再也不參加了。」（布萊兒）

願意接受我們、支持我們的近親，偶爾也會有令我們失望的態度。躁鬱症確實是難纏的病症。我們因這種病不好過，他們也同樣不好過。畢竟他們對我們一家原本懷抱希望和夢想。

「我媽媽原本全力支持我和柯妮的奮鬥，但柯妮確診有躁鬱症後，她卻退縮了。我覺得十分受傷害。我不認為媽媽無法接受自己的孫女有病，但我實在想不出她退縮的理由。數月之後媽媽才告訴我，有一段

時間她非常心疼自己的女兒——我——如何承受這一
切，她認為自己心情低落時來看我，會更加增添我的
困難。我們分享彼此的感覺後，心情好多了。」（薇
若妮卡）

「我的親戚中有多人性生活混亂、酗酒、自殺、
多次離婚、少女懷孕、賭博、退學……問題多多。他
們其中不少人有精神疾病，而且不曾接受治療。他們
常誇耀自己的放蕩生活。我覺得這些人不是女兒的好
榜樣，因此決定不和他們來往。我希望日後莉莉能了
解我的苦心，我必須為她做最好的抉擇。」（瑪琪）

家庭社交活動

你和你的家人無法關起門來自己過日子。雖然你的躁鬱症
子女的社交能力有問題，但其他家人仍必須和朋友交往。但你
必須與能接受躁鬱症兒童的朋友交往。有的朋友沒能力應付你
孩子引發的狀況，有的朋友不知如何給你協助和支持。因此在
照顧你的躁鬱症子女、自己的社交生活，以及其他家人的社交
生活之間，你必須慎重抉擇。

「我們幾乎沒有社交生活，也幾乎沒有朋友。沒
子女的朋友不喜歡也不願忍受大衛，有子女的朋友更
不願他們的孩子和大衛一起玩。有時我覺得似乎大衛
不是罹患躁鬱症，而是痲瘋病。」（黛安娜）

「我們在躁鬱症團體裡認識另外一個家庭，彼此成為好朋友。我們面臨一樣的問題，我們的孩子喜歡相同的活動，我們一起教養、疼愛及幫助我們的孩子。有這樣的朋友真好。」（肯多）

♥　之前我們居住的地方，從外表看是非常適合居住和養育子女的環境。那是郊區一處中上階層社區，社區裡有眾多孩子。搬去住的第一年，一切都很順利。這裡有街坊聚會、有遊戲日，還有媽媽晚間外出日。這段期間茱莉在學校和社區的表現也很正常。我和隔壁的婦人逐漸交好，開始信任她，和她分享一些祕密。於是她知道茱莉是有問題的孩子，而且我養育的過程非常辛苦；我還告訴她，茱莉在接受心理醫師治療。

之後數個月，我發覺氣氛似乎變了。有一晚，鄰居婦人和她的兩名女兒（5歲和3歲）與我們一起用晚餐，茱莉和那兩位小孩一起在浴室的磁磚上小便。鄰居回家後，我問茱莉詳情。茱莉說，那名最小的女孩尿急，她不希望那小孩被罵，所以和那孩子一起尿在磁磚上。我知道茱莉很可能說謊，但我認為這不是大事。第二天，鄰居婦人跑來告訴我，她和她的丈夫很不放心，以後不准她女兒和茱莉一起玩。

後來我和她聊天，她說她認為茱莉是「壞種」。她還說，如果我多花些時間和茱莉相處，而不是帶去看心理醫師，我女兒會變成較乖的孩子。她又說，她不喜歡茱莉，希望茱莉離她兩名女兒遠些。

　　茉莉確實是白羊群裡的黑羊，發生任何事都是她的錯。茉莉是「壞小孩」的消息很快傳遍社區，於是鄰居不讓茉莉去她家玩，我們彷彿遭到孤立。我擔心其他孩子的父母惡待茉莉，不敢讓她單獨在外頭玩。當然她的行為也開始惡化，她更常發脾氣，也常站在自己房間的窗戶前尖叫，有時還拍打窗戶。

　　我和鄰居的院子原本沒有圍籬，好讓孩子們可以自由來去玩耍。有一天，我發現兩家院子中間建了一道圍牆。另一天，我開車載孩子回家，看見社區公園裡正舉行生日派對，原來是鄰婦的小女兒生日。除了我家兩名孩子之外，她邀請全社區的小朋友參加。派對請來一位小丑，眾多小朋友玩得開心熱鬧。我實在很難向一對子女解釋，為什麼他們不能出去和小朋友一起玩。

　　經過幾次類似事件後，我知道再也不能在這社區裡養育我的子女。我們搬來這裡不到 3 年，財務負擔沉重，但我們不得不搬走。我們必須居住在子女不受歧視的地方，好讓茉莉有一個新的開始。於是我們在院子豎立「出售」的告示牌，3 週後房屋就脫手了。

　　在立起「出售」牌後，數位鄰居來向我表達抱歉之意。我無法了解，為什麼這些人能袖手旁觀？為什麼沒有人肯站出來說一句公道話？我覺得他們似乎了解我，知道我是哪一種人。我原本相信他們會仗義執言，但他們沒有這麼做。

　　還好我們的新家很棒。鄰居們喜歡並且接受我的

孩子，大家過得很快樂。我已經小心多了，不再輕易信任他人。鄰居們說，我剛搬來時似乎很冷漠，但現在我們一家人已融入社區。

「我無法想像鄰居們會如何想。凱莉常尖叫，我相信鄰居們都聽得到。有一次我處罰她關房間，自己去前院做事。凱莉竟然站在房子正面的窗前大聲尖叫並拍打窗戶，嘴裡吼著她非常恨我。她的模樣看起來真像瘋子。從此鄰居都遠遠躲開我們。」（南西）

「朋友不再邀請我們去他們家或一起外出用餐。我不怪他們。先前我曾拒絕過幾次朋友的邀約，或是參加聚會卻因為康納情緒失控必須提前離開。現在我在自家辦派對，邀請朋友們帶小孩來玩。如此一來，有煩惱時可對朋友傾訴，康納也能有玩伴。康納覺得這種方式不錯，他的狀況也進步了。」（艾蓮）

適合你全家人的活動

你必須找出適合全家人參與的活動。一般人在孩子還小時都避免參加孩子需靜坐的場合，因為小孩無法忍受長時間乖乖坐著，父母必須全程盯住孩子，精神緊繃。孩子逐漸長大後，就可以參加並非專為小孩規劃的活動，如去高級餐廳用餐、看現場表演等。然而你的躁鬱症子女不論年紀多大，都很難安靜坐著不動。因此選擇全家人的活動時，必須先考量躁鬱症子女

是否能適應。

　　你可能帶著全家人──包括躁鬱症子女和其他子女──參加各種活動，最後發現某類活動並不適合躁鬱症子女。這種方法是正確的，因為其他子女可以參加他們嚮往的活動。如果家人各走各的，無法增進家人間相互的情感。

　　你不可放棄全家人一起參加活動，而是慎選適合你全家人參加的活動。事實上有許多活動適合全家人參與，躁鬱症子女和其他子女都可以在其中獲得樂趣。

　　試著尋找具有下列特點的活動：

▲孩子不必長時間保持安靜。

▲無須繁複的社交技巧。

▲可以讓孩子發洩精力。

▲具有許多外在刺激，可以吸引孩子的注意力，並維持他的興趣。

▲活動中孩子可以多次轉移注意力。

　　對沒有躁鬱症子女的家庭而言，這些建議相當奇怪，因為具有這些特色的活動可能使他們的孩子過度興奮。事實上，躁鬱症兒童在興奮時狀況較佳。他們喜歡戲劇，喜歡自由自在，喜歡變化豐富的狀況。

　　符合上述特點的如下列：

▲兒童博物館舉辦的眾多「動手做」的活動。

▲長廊商場（如果你的孩子常走失，就不適合去這種場所）。

▲遊樂園（旋轉木馬能安撫躁鬱症兒童）。

▲兒童劇場。

▲兒童電影院（必須適合孩子的年紀，而且他有興趣。最好找一位朋友陪你去，當躁鬱症子女必須離開電影院一會時，朋友可以陪伴你的其他子女）。

▲游泳池、湖、海邊。

▲遊戲場（不可太擁擠。孩子使用設備時可趁機練習社交技巧）。

▲烹飪活動（如果你的躁鬱症子女無法全程集中精神完成活動，安排其他子女參與活動的各階段。每名子女對成果各有貢獻，同歡共樂。你也必須全程參與，並且和孩子們待在同一個房間裡）。

> 「我和孩子們度過一個歡樂的烘焙假日。孩子們都非常高興，因為他們各有貢獻。他們不僅有成就感，而且全家人一起在廚房數小時，沒有任何人發脾氣或吵架。當然，不時偷舔巧克力和糖霜，更讓他們覺得有趣。全家人如此長時間一起歡樂，確實很美好。」
> （瑪嘉莉）

▲野餐。

▲溜冰或玩直排輪。

▲全家徒步或騎腳踏車郊遊。

即使你選擇最適當的活動，做了最周全的規劃，活動實際進行時仍然難免出現變數。對躁鬱症兒童的父母而言，這種情形司空見慣。如果狀況發生變化，你必須將躁鬱症子女帶離活

動現場，去車裡、去洗手間，或任何其他空間。如果躁鬱症子女明白他可能因此失去與其他人一起活動的機會，或許會表現好一些；如果他仍然不聽話，其他子女還有一點歡樂的時間，並且做好提早結束活動的心理準備。這點非常重要，尤其是其他子女非常惱火因為躁鬱症子女惹麻煩而必須結束活動。

♥　有時我雖然做了完善的規劃，還是出了狀況，而且無法預測。茱莉對這次徒步郊遊非常興奮，我期待這將是一次美好的活動，但茱莉突然陷入一切事情都不合她意的情緒。她的鞋不合腳、水的味道不對、我帶的餐點不合她的胃口、她覺得累、她的腿拉傷……最後我們中止了徒步郊遊。之後兩天，我幾乎一步路也不想走。

家庭計畫

如果你除了躁鬱症子女之外有其他子女，並且不計劃再生育；或你已決定躁鬱症子女將是你唯一的孩子，你就無須掛慮再懷孕的事。但如果你計劃再生育，必須做審慎的評估。務必記住：發生一次的事可能會再次發生。你再度懷孕生下的子女極可能會有精神疾病。即使新的小寶貝一切正常，但撫育一名躁鬱症子女，相當於撫育多名子女，你還有時間和精力照顧新的小寶貝嗎？

許多躁鬱症兒童的父母都有和你一樣的揣測：如果再添一名孩子，家庭生活和養育狀況會是什麼情形。他們也不確定，

有了新寶貝後是否會惡待躁鬱症子女。有些人甚至認為，讓一個新生命成為有躁鬱症兒童家庭的成員，是不是一種罪過。其實你在思考時，有些想法不敢讓他人知道。誰會承認自己心中想著：如果沒有這名躁鬱症子女，這個家將有多美好。有些人則在心裡抱怨，配偶的家族有精神疾病史，才會導致家裡有躁鬱症子女。

這些想法都很正常，沒有對或錯的問題，你也無須因為這些想法而有罪惡感。相對地，你必須探索自己真正的感覺，然後與配偶溝通，以決定是否真的要再生個孩子。

做這些考慮時，你必須知道，世上有許多人和你面臨同樣的艱難抉擇。有的父母他們的孩子有問題，但並非精神失調；有的父母生下先天殘缺的子女；有的夫妻則有遺傳性疾病。即使生下完全正常子女的父母，也很難抉擇是否要再添一名孩子。如果你仔細觀察，許多家庭並不是按照計畫生孩子或不生孩子。

♥ 茱莉在嬰兒時期就很難撫育，我幾乎不敢想再有一名孩子。我的朋友們逐漸生養眾多，我看著她們學會如何滿足多名子女的需求。但除了照顧茱莉外，我幾乎沒時間照顧自己或丈夫，更別說再生一個了。最令我擔心的是，如果新的小寶寶和茱莉一樣，我如何應付得來。直到茱莉進了特殊學校，而且狀況相對穩定後，我才計劃懷孕。因為我認為兩個孩子的年齡不該差太多。再生育的計畫完全以茱莉為考量重心。事實上，我家裡的每件事都以茱莉為重心。

「我多次問自己，我後來又生下幾名女兒，使她們成為躁鬱症家庭的成員，對她們公平嗎？對我自己公平嗎？我非常喜愛她們，但她們的哥哥使我像照顧3個小孩那麼費盡心力。感謝上帝，她們還小，沒注意到我對哥哥付出大部分的關心。但我擔心她們逐漸長大後會有所感覺。我希望我必須向她們解釋時，狀況已有所改善。」（汪妮）

「我曾經親眼見到精神疾病對叔叔和弟弟的影響。我將不好的基因遺傳給女兒，覺得罪孽深重。但當時我並不知道那些親人的瘋狂行為會遺傳。我的女兒已經被診斷出有躁鬱症。我覺得自己似乎在傳遞一顆不定時炸彈。我不會再生小孩了。」（湯姆）

第十一章

處理躁鬱症子女
引發的財務問題

　　家有躁鬱症兒童，除了提供藥物和精神治療、處理躁鬱症子女為家庭帶來的困擾、協助孩子度過波動激烈的情緒之外，你還必須花費大量金錢在躁鬱症子女身上。管理家庭收支以支應每位家庭成員所需（現有的及未來的），是為人父母最實際且最重要的責任。（編按：本章所列保險狀況僅適用於美國境內，臺灣目前狀況請洽詢各保險公司。）

保險相關事項

　　或許你已經知道，診療和醫藥費用將成為孩子這輩子持續且必要的支出，也是你這輩子持續且必要的支出。家裡有一位躁鬱症子女，你必須面對孩子逐漸長大的事實，持續協助他面對在生理、心理及社交方面發生的問題。當你認為自己已經弄清楚他服用的藥物和劑量，卻總不巧狀況發生變化，孩子必須接受新的治療，或改變藥物、調整劑量。治療躁鬱症需要支付

昂貴的專業和醫療費用，這筆支出永遠無法確定也不會消失。為孩子選擇適當的醫療方法必然昂貴，但你別無選擇。

家庭財務管理的關鍵在於處理孩子的保險給付。即使財務狀況良好又買了最周全保險的家庭，躁鬱症子女仍然是家庭財務的負擔。對於低收入、中等收入，甚至中上收入的家庭，這筆醫療費用很可能成為沉重負擔。考量每位家庭成員的支出需求時，躁鬱症子女的醫療費用必須列為最重要的。如果不治療躁鬱症，病況將會惡化，影響所及不只是財務，還有整個家庭的人際關係和健康快樂。

你的課題是運用對家庭財務影響最小的金額給予孩子最好的治療。由於每個家庭的財務狀況和保險狀況不同，本章將討論一般性通則，以協助你了解私人和政府保險給付的政策、法規和程序。你務必記住一點：躁鬱症雖然歸類為精神疾病，卻是生理性的病症。因此根據最新法規，躁鬱症可以獲得其他生理性疾病同樣的保險給付。當然你必須向提供醫療者和保險公司指出這條法規，否則他們會以精神疾病處理，使得你的保險給付大幅減少。

避免保險發生問題

下列各項方法可以大幅減少你與保險公司的爭執。再次強調，資訊就是力量。你對於保險體系的運作了解愈多，就愈容易獲勝。

▲詢問醫院員工，孩子可獲得哪一種保險給付？可否選擇自己多付費的醫療和藥物？

▲澈底了解政府關於躁鬱症保險給付的法規。有時你必須讓醫
務人員和保險公司明白，你在這方面的知識相當豐富，而且
你決心爭取你應該獲得的給付。你可以詢問政府主管保險的
單位或運用網路搜尋。

▲去保險公司規定的醫師、醫院、藥房接受醫療。接受醫療前
先向保險公司確認，對方是否在給付名單內。然後向提供醫
療者確認，他們是否計劃持續為這家保險公司提供醫療服
務。

▲如果可能，找到一位願意代你辦理申請保險給付的醫師。這
樣不但手續簡便許多，而且你可以不必先付款再退費。

與保險公司交涉

▲許多保險醫療網要求你選定初診醫師。你必須先帶孩子讓初
診醫師診斷，由醫師決定是否該看專科醫師或專業治療師。
這一程序相當繁瑣耗時且所費不貲，卻是必要的。所以你選
擇的初診醫師必須不吝於推薦其他醫師。

▲記錄每一個醫療過程。記明日期、醫療種類、提供醫療者的
姓名、特殊的檢驗或評鑑，以及診斷結果。而且每份病歷都
要影印留底。

▲留存向保險公司請款的每一筆紀錄。送交保險公司的文件全
部影印留底，並標明日期。

▲記錄你獲理賠的每一筆款項，並與你的請款紀錄比對。如此
可以幫助你追蹤哪一筆請款已獲得給付，而尚未獲得給付的
請款可去函查詢。

▲與保險公司接洽時，務必詢問對方的姓名，並記下來。要求對方說出正確的字，使他知道你在做紀錄。還要記錄雙方討論的內容及對方的說辭。每次都必須這樣做，而不是遭逢麻煩時才這樣做。

▲和保險公司討論重要事項時，務必留存紀錄。尤其是他們告知你你該如何做，然後他們會如何做。事後將細節郵寄或傳真給保險公司。務必列明保險公司人員的姓名，他向你推薦的特殊理賠給付及指示事項。一旦你將所獲得的資訊寫成文字，對方就很難和你爭議。

▲如果你發現某位保險公司人員較願意幫忙和容易溝通，請問他的分機號碼。說明你感激他的協助，希望下次有問題時直接向他請教。

▲和保險公司接洽時，電話常一再地轉接。要求對方告訴你將轉接何人及哪個分機號碼，以免通訊中斷或轉接錯誤。

▲保存一份完整的保險契約。保險公司應該給你一份，或向你服務單位的人力資源部索取。仔細研究契約內容，弄清楚哪些醫療屬於給付範圍，哪些醫療不屬於給付範圍。有任何疑問，立刻詢問保險公司。

▲你必須了解下列給付內容：

　▲醫療給付每年的最高給付總額和一生的最高給付總額。務必記住，躁鬱症是生理性的精神疾病，給付標準和最高給付總額與一般疾病一樣。也就是說，躁鬱症不適用精神疾病給付標準。

　▲保險公司的特約醫院、醫師、藥房、精神疾病醫療服務單位。

▲如果為你孩子診療的醫師不是保險公司的特約醫師，你是否可獲得全額給付或多少比例的給付。

▲如何進行醫療轉介。

▲住院、檢驗等醫療程序是否必須獲得事先核准？

▲哪些醫療不屬於給付範圍？如果處方籤寫的是藥物的學名，是否必須加註俗名？

▲哪些類型的醫療服務不給付？（如：浮濫接受醫療或住院）

▲哪些情形構成「急診」條件，無須獲得事先核准就可送孩子去住院？

▲慎選保險契約。先付較多錢的保險契約，就長期觀點而言往往最省錢。

▲躁鬱症的藥物相當昂貴。即使孩子只吃少數幾種藥，你在保險給付之外，每個月還須支出數千元的藥費。增加新藥或改變用藥可能使這筆支出大幅攀升。務必詳細研究保險公司對藥物給付的規定。

▲部分製藥公司對用罄保險公司藥物給付的病患提供補助。如果你希望獲得補助，可向藥劑師詢問聯絡這些製藥公司的方法。

　　「我們被保險公司的作業套牢了，必須等候數週才能帶女兒去看精神科醫師。我們已陷入危機，卻無計可施。最後我們決定掏光口袋，帶蘇菲亞去向這領域的一位名醫求診。我們將與保險公司交涉後續的治療費用。」（克莉絲）

與醫師交涉

▲選定醫師時，要求他給予免費的診前諮詢。並非所有的醫師都願意提供免費診前諮詢，但不妨問問看。

▲醫師寫介紹信或開處方籤時，你務必告知自己的保險給付範圍和要求，請醫師考量你的給付限制。如果對孩子最好的藥不在保險給付範圍，你就必須慎重抉擇要自掏腰包買藥，或選擇次好的藥。

▲要求醫師提供數種處方籤供你選擇。醫師們都願意這麼做。

▲選定某種處方籤後，要求醫師寫最大數量。因為 100 顆藥丸與 50 顆藥丸都是相同費用。

▲提醒醫師在向保險公司請求給付的文件中說明這些都是躁鬱症的治療和處方。因為法律規定，躁鬱症為生理性精神疾病，適用生理性疾病的保險給付，不適用於限制較嚴的精神疾病保險給付。即使醫師治療的內容是躁鬱症的附屬症狀（如注意力缺失過動症），也可以獲得較佳的保險給付。

▲部分藥品劑量雖不同，價格卻一樣。要求醫師使用費用最低廉的方式。如開立高劑量藥片，然後你將藥片切成兩半。

審慎選擇新醫療保險

　　如果你有機會選擇新的醫療保險，審慎評估下列因素，並比較保費，然後再做決定。

▲哪些狀況可以減少保費？

▲每次就診的自付費用是多少？

▲哪些藥品在給付範圍內？給付金額多少？自費部分多少？

▲有哪些特約醫院？

▲去專科醫師處看診時，是否需要轉介函？

▲對一般的醫療給付有何限制？

▲對住院和非住院的精神疾病給付，各有何限制？（萬一你的孩子有其他精神疾病需要治療時）

▲特約醫師共有多少位？

▲由非特約醫師診治時，保險給付的情形如何？

▲詢問服務單位的員工福利委員會，是否還有較適合你的保險契約？

▲部分團體提供團體保險，如商會、專業協會、貿易協會等。或許值得你加入。

▲或許有一天，你會因為某家公司提供某種保險，而選擇前往該公司就職。對於員工人數在 50 人以下的公司，法律規定的員工保險較寬鬆，因此你最好選擇在大公司就職。此外，你還可以考慮屬於工會聯盟的公司，或全國有許多分支機構的公司。你可以向公司的員工福利委員會詢問保險相關事宜。

處理保險方面的問題

　　雖然你每個步驟都做了，保險公司卻拒絕理賠。或許你某些步驟做錯了，但你仍然認為保險公司應該給付。事實上，無論你的申請手續做得好或不好，保險公司拒絕給付的案例相當多。你必須做好心理準備，為每筆遭拒絕給付的申請案奮鬥。申請給付的程序看似簡單，卻也可能變得複雜，且使你飽嘗挫折。因此你必須了解下列幾項特殊步驟。

▲如果你對保險公司的給付不滿意，撰寫一份正式的「申訴

函」給保險公司。務必在信函頂部標明「申訴」兩字，這樣你的申訴函才是正式的法律文件，保險公司必須答覆你。信函中詳細說明保險公司必須給付的理由，並指出支持你的保險條款。如有必要，敘述你與保險公司理賠人員交涉和討論的內容。申訴函一份給理賠部門，一份給高階主管（可向理賠部門的人詢問高階主管姓名，也可以直接打電話詢問服務台）。申訴函務必留底。

▲如果保險公司再次拒絕給付，而你仍然覺得不合理，可以一再申訴。

▲若問題始終未獲得解決，寫信給政府的保險主管部門。將這封信函的副本寄給保險公司，並催促他們儘快處理。

▲如果你的保險是公司提供的，要求員工福利委員會的人員協助你處理申訴案。通常保險公司的人較願意與你交涉，而不喜歡和員工福利委員會的人交涉，以免得罪大客戶。

▲務必克制你的怒氣和沮喪。努力將理賠人員拉到和你站在同一陣線。請教他們如何處理目前的狀況；向他們說明這筆給付對你和孩子都非常重要；提醒他們如果延遲治療或給付治療的金額不足，會導致孩子病況惡化，將來需要更大筆的醫療費和更長期的治療。

▲不明瞭之處儘量發問。了解保險公司拒絕給付的原因，並記錄下來。

▲必要時將躁鬱症的 DSM－IV 表送給保險公司參考，讓他們明白法律規定躁鬱症是一種生理性疾病，可以獲得一般生理性疾病的保險給付。（DSM－IV 表可從網路下載，或從圖書館、醫師那裡取得。）

財務規劃

　　躁鬱症兒童的父母照顧孩子的責任將超過傳統的 18 歲。你不僅憂心孩子現階段的掙扎，也必須考量自己、整個家庭及躁鬱症孩子的未來。雖然每天繁重的照顧工作已使你心力交瘁，使你沒時間思考將來如何如何，但你仍然必須現在就開始規劃未來。規劃的重點之一，即是使躁鬱症子女及其他家庭成員未來有足夠的生活費用。

　　雖然你相當清楚，該為躁鬱症子女和自己的退休生活儲蓄一些錢，但你不可能將孩子拉出診間，說：「再繼續下去，我們的錢就不夠了！」所以你必須有數套財務計畫，以協助你保護及管理財務資源。這些計畫包括：退休儲蓄計畫、人壽保險、長期健康保險等。在你或孩子發生突發事故時，這些財務規劃也可以使你仍然有足夠的錢，讓孩子可以自己照顧自己，以及繼續治療。

　　你可以從網路上蒐集相關資料，但相當耗費時間和精力。因此，從網路蒐集資料固然是不錯的方式，如果能獲得保險、理財、法務等專家的協助，將使你的財務規劃更快更好。多聽幾位理財專家的意見，尤其是經紀多項理財商品的經紀人，以挑選適合你狀況的理財組合。務必記住，做選擇前多參考幾位理財專業人士的意見。你是客戶，他們必須為你提供服務。

▲對於躁鬱症兒童的父母而言，醫療保險固然相當重要，其他保險也不能忽略。例如你可能必須調整房屋保險，以預防躁鬱症子女對房屋造成破壞。

▲有身心障礙子女的家庭可減少稅賦，你可以向稅務士查詢相

關資訊。

▲詢問稅務士，可否使用列舉扣除額以減輕稅賦。

▲記錄並留存孩子的每一項醫療費用，如治療費、藥物費等。

▲如果你是低收入戶，可以享有多項優惠，如補助款等。你可以聯絡居住地的社會福利部門或衛生部門請求協助。

▲你的子女可能可領取社會福利補助，這是對有失能子女（包括心理障礙）的低收入戶家庭給予生活費用補助。你可以聯絡居住地的社會福利部門詢問詳情。

▲在經濟能力許可的範圍內，為自己和配偶買最高額的人壽保險。在孩子長大而你往生後，他仍然有適當的保障。

▲為躁鬱症子女買人壽保險。或許你認為自己不想因為孩子死亡而獲得「好處」。但你可以運用壽險理賠支付葬禮費用，以及你和其他家人受創傷的治療費用，並「補償」部分你之前支出的醫療費用。這樣做並沒有什麼不對。

▲書立合法且正式的遺囑，指定躁鬱症子女的監護人。務必讓監護人知道他已被指定，並願意在你遭逢不測時負起照顧孩子的責任。

▲評估是否該為躁鬱症子女設立信託基金。這項基金可以延續至孩子成年後。如此一來，將有託管人為你的孩子智慧理財，而且孩子成年後也可以繼續獲得託管人的協助。此外，你也可以指定專人為躁鬱症子女處理醫療問題。

▲未來可以考慮為自己、配偶及躁鬱症子女購買長期照護保險。這類保險可為無法自理生活的人提供居家照護，或進入安養所接受照護。因為你已為躁鬱症子女耗盡積蓄，或躁鬱症子女將來無法照顧你，所以你必須為自己的老年歲月做打

算。這類保險不僅提供老年照護，因意外事件而無法自理生
活時也能獲得照護。

無奈的選擇

有些家庭沒有能力支付照顧躁鬱症子女的費用，只好捨棄
監護權，將孩子送到公立療養院接受免費照護。有些孩子則因
為父母離婚，獲得監護權的一方生活陷入困境，只好將躁鬱症
子女送到公立療養院。這些父母為了讓孩子獲得照顧，不得不
犧牲親權。新修改的法規認定躁鬱症是生理性的精神疾病，可
以獲得一般疾病的保險給付，使許多父母得以免除捨棄孩子的
悲哀。但是新修正的社會福利法規，卻使有躁鬱症子女的低收
入戶無法獲得長期醫療照護。

如果你確實走投無路，願意暫時捨棄監護權，好讓孩子受
政府照顧，可以聯絡居住地的社會服務部門。一旦你捨棄監護
權，就無法對孩子的照顧有任何意見。

「我和女兒的精神科醫師都知道，她需要長期的
專業照護，以確保她自身的安全並學會控制自己的行
為。保險公司已明確地告訴我們，如果女兒自殘送急
診，他們可以負擔短期住院費用，但不給付長期照料
費用。我失望極了。如果我想救女兒，必須另外想辦
法。和社會服務部的人討論後，我決定簽署『自願放
棄親權書』（Voluntary dependency and neglect），讓他
們暫時性地獲得伊莉莎的監護權。社會服務部的人接

受精神科醫師的建議，將伊莉莎送到療養院去。但我發現，療養院居然不在我們居住的城市。因為基於某些荒謬的規定，療養院收容他地病人獲得的補助高於收容本地病人。我曾參觀過一座鄰近的療養院，環境非常好，但他們卻將伊莉莎送到半個美國遠的地方。治療師說，歡迎家人常去探望並參與治療，但我實在負擔不起昂貴的交通費。伊莉莎將住在那家療養院9～10個月，我也負擔不起在療養院鄰近居住如此長的時間。療養院定期和我聯絡，報告伊莉莎的進展，徵詢我的意見。但我知道我已失去主導權。我希望她能早一天穩定下來，可以讓我帶回家。我祈禱重新獲得監護權時不會遭遇困難。」（雪莉）

「我們無法負擔連續 5 天、每天$700 美元的住院費用，也無法負擔每天$400 美元、連續一年的住院費用，但我們也沒有辦法讓馬修不傷害自己或他人。這幾年為了治療他，事實上我們已經破產了。我們考慮離婚或放棄親權，使馬修具有被療養院收容的資格。」（約溫娜）

「如果為了治療珮登必須賣掉房子、車子、珠寶，我也在所不惜。除非無路可走，我不會放棄監護權。我認為，沒有人可以比我為她做更好的選擇。如果我負擔不起住院費，就不住院。將她送走前，我每一分鐘都要陪著她。」（泰莉恩）

監護人

即使你做好各項規劃，但天有不測風雲，或許發生意外事件，使你失去照顧躁鬱症子女的能力。由於照顧躁鬱症子女非常耗費心力，你必須指定監護人，在你遭遇偶發事件時承擔起照顧躁鬱症子女的工作。你必須慎選願意承擔這項沉重責任的人，獲得對方同意，並簽署法定正式文件。務必記住，孩子童年時期選定的監護人，於孩子成長為少年後未必適合，因此隨著孩子長大，你必須更新遺囑。

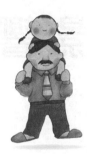

第 五 篇

好好照顧自己

第十二章

躁鬱症子女
對婚姻的影響

同心協力

為了照顧躁鬱症子女，你和配偶已歷經沉重的壓力和擔憂。你們一起尋求協助，讓孩子獲得確診，一起決定孩子應該接受的治療。如果你們同心協力，努力了解躁鬱症，了解這種病症對孩子和家庭生活的影響，相互體諒，相互幫忙，那你們已經做得比多數父母好。如果你們沒有共同承擔，撫育躁鬱症子女的過程必然相當艱苦。雖然家裡有躁鬱症子女的事實不會改變，但你們可以重新建立互相協助、互相支持的關係。起始點是重新思考互為伴侶的角色及為人父母的角色。這些角色目前的定義如何？運作狀況如何？

如果你們的夫妻關係良好，就比較容易一起承擔為人父母的角色。雖然有時你們對於教養方式、醫療、用藥等照顧躁鬱症子女的方法有不同意見，卻可以藉由相互溝通獲得共識。即使兩夫妻無法獲得共識，因為不能不讓孩子接受治療，或許你

們倆中的一位將強勢主導對孩子的照顧和治療，另一位也只好接受對方的決定。如果治療對孩子有效，不同意治療的一方也必須支持孩子接受治療。夫妻同心對孩子只有好處，夫妻意見不合只會讓事情更糟。

　　夫妻對於照顧躁鬱症子女的意見不同最令人沮喪。通常夫妻之中有一人是躁鬱症子女的主要照顧者，而且通常是母親，因此我們以「她」來稱呼主要照顧者。她希望丈夫能多幫忙照顧，多給予支持，多體諒她照顧的辛苦。丈夫則應該多了解躁鬱症，多關心孩子。就像學校老師常常沒看見躁鬱症孩子的異常行為一樣，做父親的也常沒看見孩子的異常行為。

　　　「昨天我兒子第一次對他爸爸有不良行為。當時
　　我心裡很高興。或許我丈夫現在明白，因為我們的兒
　　子有躁鬱症，所以我少了對他的照顧。」（嬌蓮娜）

甜蜜夫妻好父母

　　當家中有躁鬱症子女，經常面對咆哮吼叫、破碎的家具，經常出入醫院，很難專心經營夫妻關係。雖然我們知道必須照顧自己和配偶，但我們的時間和精力幾乎被躁鬱症子女耗光。如果你希望和配偶天長地久，除了費心照顧躁鬱症子女之外，還必須努力經營夫妻關係。如果你似乎無法滿足自己的需求（包括經營夫妻關係的需求），希望你換個角度想：你的生活愈快樂，就愈能照顧好孩子。此外，甜蜜的夫妻關係不僅滿足你的基本需求，也是你們夫妻給躁鬱症子女的最佳禮物。溫馨

的家庭可以讓孩子獲得可靠、持續、穩定的照顧。即使夫妻之間發生摩擦，為了你自己也為了孩子，你都必須努力化解。

躁鬱症兒童的父母常因為太關心孩子以致忽略了自己。你的配偶應該是你最大的支柱，但獲得他的支持需要努力和溝通。他是你的終身伴侶、你的朋友、你的愛人及你的依靠者。看看目前社會的離婚率便可知道，即使未遭逢逆境，婚姻關係也不容易維持。由於你有躁鬱症子女，日常生活壓力沉重，很容易忽略經營婚姻關係。因此撥出精力和時間增進夫妻感情非常重要。

即使你重視夫妻關係，花時間陪伴丈夫，與他做愛，也必須讓他感覺被愛與被重視。雖然目前看起來不太可能，或許有一天孩子們都長大離你們而去，家裡只剩下你倆老夫老妻……他或她不是一名陌生人。即使你已非常勞累，認為夫妻關係排名最末，這時不妨換個思考方向，多花些時間與配偶相處。或許你將發現，由父母的角色轉換為夫妻的角色，讓你覺得輕鬆又自在。

對配偶付出較多關心，可使他更關心孩子，並更支持你。就像中國人說的「有捨才有得」──你必須先付出，才能得到對方的回饋。因此你必須做抉擇。

「1990 年的聖誕節，莘蒂為我生下茱莉，一晃就是 10 年了。初次有自己的小寶貝，初次為人父母，令我們欣喜若狂。茱莉誕生的最初 3 天住在醫院裡，我們還不知道將面對什麼。10 年過去，小嬰兒長大成少女，我們卻忽略了自己，忽略了婚姻。茱莉需要極多

的關注，我們心力交瘁，幾乎過著與世隔絕的生活。莘蒂悉心照顧茱莉，我則擔任財源供給者的角色。長此以往，我們的婚姻瀕臨破裂邊緣。我在自己周圍建起一道高牆。現在我努力挽救自己的婚姻，因為莘蒂是我摯愛的女人。務必待你的妻子是完整的個人，而非孩子的附屬品。表示出你對她的關心，給她最多的幫助和鼓勵。讓夫妻獨處的時刻美好，讓她知道她所做的一切非常重要。只有一個方法能讓你實現恩愛夫妻的美夢，那就是在壓力沉重時也要珍惜每一刻。」（傑夫）

「我沒有時間照顧丈夫或我自己。我失去了自己，丈夫也失去了我。我希望找回自己，雖然我知道我已經是不一樣的自己。我覺得失落。」（桑妮亞）

「我和丈夫的話題離不開賈斯丁。即使他從辦公室打電話給我，我們談的還是賈斯丁。我實在沒有精力照顧丈夫的生活。我想做完整的自己已經很難了，娶我為妻一定更難。」（湯雅）

「有時我實在不曉得日子要如何過下去。在這種沉重壓力下，婚姻保得住嗎？其他孩子要怎麼辦？這種日子我連一天都過不下去，卻還有許多許多的明天要過。」（克莉絲）

　　如果夫妻倆都努力維持婚姻關係，或其中一方未努力，請
教婚姻顧問應該有幫助。還可以向其他夫婦、家庭醫師、孩子
的醫師或保險公司諮詢，請他們推薦夫妻倆都信任且了解你們
壓力的顧問。運用第 3 章討論的方法，也可以協助你找到適當
的婚姻顧問。

　　孩子的躁鬱症為你帶來許多麻煩，而且你無法自己解決這
些問題。處理婚姻問題就像處理躁鬱症一樣，你必須注意對方
的需求、情緒和行為；但有一點不同，處理婚姻問題時，你願
意投注多少心力，可以由你自己決定。但務必記住一點，如果
你不想為婚姻關係努力，將使整個家庭的氣氛變差，進而使整
體狀況惡化。請繼續閱讀。

如果離婚

　　目前的離婚率已讓人怵目驚心，若再加上躁鬱症子女的壓
力，更增加你離婚的風險。確實有許多躁鬱症子女的父母曾考
慮、討論或終於步上離婚之路。

　　許多躁鬱症兒童的父母終於簽字離婚，而且離婚的原因極
相似。通常躁鬱症子女都由母親負責照顧，她帶著孩子去接受
治療、監督做家庭作業、負責教養、負責餵藥，包辦所有的照
料。如果做父親的沒有參與這些照顧，久而久之，就不曉得如
何處理孩子的事。於是照顧孩子全成為母親的責任。而妻子這
一方愈發覺得孤獨和生氣，將照料孩子的心力交瘁和沮喪一股
腦發洩在丈夫身上。

　　離婚固然不可怕，但離婚後帶著躁鬱症子女卻很可怕。觸

及離婚問題時，躁鬱症兒童的父母比正常孩子的父母多出一籮筐問題。

> 「我不曉得該怎麼辦。我的婚姻已瀕臨破碎，我想跨出這樁婚姻，卻又非常害怕。離婚後我如何照顧傑森？錢的問題怎麼辦？如果我去工作，如何帶孩子去看醫師？他發作時我又怎麼能陪伴他？如果我不在，他父親能打理好他出門上學嗎？如果跟著他父親，傑森發脾氣時會演變成什麼狀況？哪一種情況對傑森較不利——與感情不睦的父母一起生活？或承受父母離異的壓力？如果我丈夫有新女友或再婚，對方能接受傑森嗎？」（潔西卡）

夫妻離異後，養育躁鬱症子女的工作加倍困難。不論孩子歸屬父親或母親，負責撫養的人頓時陷入沒有另一半幫忙和支持的深淵。如果孩子由父親撫養，他不曾擔任過全職的護士／教養者／問題解決者／藥品管理員，必須從頭開始學起。他還必須學習如何應付孩子波動激烈的情緒，以及照料孩子的日常生活。不撫養孩子的一方，一想到對方兩人單獨生活的狀況，不免膽戰心驚。你經過深思熟慮，終於下定決心離婚，但是為了躁鬱症子女，分手的夫妻兩人還必須經常聯絡、溝通、互動，實在令人沮喪。

♥　我從來沒想到我竟然會離婚。我嫁給一位完美的男人，擁有完美的婚姻生活——至少表面看來是如此。

我的父母在我還小時就離婚，我不希望自己重蹈覆轍，
讓孩子受苦。但經過數年的婚姻顧問諮商、失望和不
愉快，我終於了解已無其他選擇的餘地。我覺得自己
的不快樂已影響我為人母親的能力。努力經營婚姻使
我心力交瘁，使我沒有精力照顧孩子。每天早上醒來，
我看著鏡中的自己，祈禱我能面對自己。我知道自己
很好，也知道孩子們將很好。

「我前夫從來不幫忙照顧丹尼爾，使我覺得很孤
單無助。我自己一人做每一項決定，自己一人帶孩子
去看醫師、接受治療、去學校諮商。我覺得前夫不是
夥伴或幫手，而是屋裡另一個需要我照顧的人。最不
可思議的是，現在我雖然單獨一人，卻不覺得孤單。
與一位令你澈底失望的人一起生活，實在很難。他不
肯照顧我們的孩子，使我失去對他的尊敬。我相信我
和孩子將來都會很好。我也確信我將更能善盡母親的
責任，因為我無須浪費精力於維護婚姻，可以給孩子
更多照顧。」（維多利亞）

不論你和前夫（或前妻）的關係如何，為了躁鬱症孩子，
你們必須保持聯絡。你們必須建立聯絡溝通的方法，以處理孩
子的用藥、教養和日常生活問題。聯絡管道務必順暢，以便不
與孩子生活的一方也能了解孩子的情緒、行為和需求；孩子陷
入危機時，雙方能立即獲知；而且免得孩子兩面撒謊。

「昨天晚上 10 點，喬丹從她父親家打電話給我。她說她很無聊，不知該做什麼。我建議她上床睡覺，因為當時已經超過她上床的時間兩小時。我問她是否吃藥了（應該在 6 點服用），是否做完功課。喬丹很生氣，說爸爸不管她這些事，而且爸爸說在他家由他做主，他沒有叫她吃藥、做功課，她就不必吃藥、做功課。後來前夫接過電話，他說他家由他做主，我沒有權利管。我提醒他，喬丹還是孩子，需要照顧，但他聽不進去。我提醒自己，這畜生的態度正是我和他離婚的原因。但有時我認為離婚使喬丹的情況更糟。」（艾莉森）

「海蒂似乎很高興我們離婚。她故意在父親家裡留些東西，常打電話給父親，抱怨他不在身邊，並且向父親報告我的私生活。對海蒂而言，這是一種新遊戲。她不知道我很傷心，也不知道自己失去了生命中某些重要的事物。」（麥瑞迪絲）

「我獨自照顧賈麥龍較輕鬆。前妻外務太多，沒辦法照顧他。她外出串門子的行程滿檔，而且想出門就出門。我獲得孩子的單獨監護權後，生活輕鬆多了。」（傑克）

「兒子去前夫那裡時，我應該放輕鬆，享受自己獨處的快樂。但我卻擔心前夫會隨時打電話來，說他

沒辦法處理兒子，問我該怎麼辦？」（約薇特）

下列的溝通方式可讓孩子獲得較好的照顧：

▲離婚協議書清楚列明雙方必要的養育責任，包括如何決定躁
鬱症子女的醫療。即使兩人都有監護權，也必須指定其中一
人擔負醫療方面的責任。

▲互相聯絡，讓彼此明瞭孩子與對方在一起時的狀況。e-mail
和語音留言最恰當，因為彼此無須交談即可互通訊息。

▲孩子的生活作息時間務必一致。躁鬱症子女不容易面對變
化，應讓孩子明確知道每天將做哪些事。在日曆上寫明行事
表，讓他隨時可以查閱。也可以在他書包裡放一本記事本，
讓他上學時也可以查閱。

▲明確告知學校和醫療團隊，說明夫妻哪一方可以接孩子、做
醫療決定等。讓學校知道孩子的家庭發生變化，並留下緊急
狀況時的聯絡電話。

▲明確界定夫或妻任一方對孩子的責任和權利。如果雙方不能
達成協議，可要求法院判決。由於躁鬱症子女的學費和醫療
費用相當昂貴，做決定的一方如果不是付費者，將產生許多
摩擦。最好設定每月或每年給付一定金額。夫妻雙方協議各
應該負擔的金額，以及如何決定使用這筆錢。孩子需要時，
就可以在額度內取錢支應，以避免離婚夫妻發生爭論。

「在法律上，我有權利決定女兒的醫療和教育事
項，但前夫認為，除了每個月的給付之外，他無須再
多付錢。因此當我們的女兒需要特殊教育，或需要保

　　險給付之外的特殊治療時，我雖然有權利做決定，卻
　　沒有錢支付我的決定。」（雪苑妮）

▲監護權是一種義務，不是權利。如果孩子因為前配偶的疏忽
　或故意行為而陷入危險狀態時，你必須做應做的事，立即將
　孩子帶離前配偶處。記錄對方每個不適當行為或危險的情
　形，交給律師。或許前配偶將因此失去監護權。

第十三章

滿足自己的需求

　　你和任何人一樣，都應有健康的身體，享受快樂的生活。為人父母——尤其是有一名躁鬱症子女——並不表示你必須放棄健康快樂，雖然你的生活以躁鬱症子女為重心。孩子決定你不能做什麼、能做什麼，以及何時做。你的日常行程基於孩子的需求，以致你的工作、健身、節食及生活各方面都受影響。事實上，你不妨將養育躁鬱症子女視為一項工作。任何人和工作都不能占用你百分之百的時間。你需要休息，需要度假，也需要績效獎勵。

　　由於你長期承受重大壓力，妥善照顧自己更顯得重要。如果你應該享有健康和快樂的生活，還不足以說服你善待自己。你不妨告訴自己，你愈健康快樂，就愈有能力照顧其他人。乍看之下，你似乎沒有任何時間可以善待自己，事實上你可以自己找出時間，別坐著等待有空的時間。

朋友

朋友對你相當重要，對你的躁鬱症子女也很重要。你不能只和孩子的朋友的父母結交，你必須有自己的朋友。家有躁鬱症子女，你更須找到真正的朋友。有些朋友無法與你的孩子相處，有些朋友無法適應你壓力沉重的生活。教導他人了解躁鬱症並給予協助，非常耗費時間和精力，因此你只能尋求已有相當了解和能相互滿足的真正友誼。

♥　我總認為，別人對朋友的定義和我一樣。我以為教導別人認識茱莉的特殊處，他們將體諒和接受她；我以為其他人應該可以超越茱莉的外顯行為而理解她的內在；我以為愛我的人應該也愛茱莉，因為她是我的一部分；我以為別人會以關心回報關心，以恩惠回報恩惠。

現在我知道，我的觀念並沒有錯！關鍵在於找到與我觀念相同的朋友。真正值得交往的朋友並不多。沒有偏見、不會無知、有包容心的人，少之又少。我很幸運，能找到超越這些要求的人。這些人使我明白什麼是真正的朋友。他們一路與我同行，從不吝於付出他們的愛與支持。他們永遠在電話線的那一端，當我哭泣、抱怨、難過時，傾聽我的心聲。他們愛茱莉，雖然她很不可愛。我一、兩星期未打電話聯絡，或忘記他們的重要事務，他們都能體諒。我忘記重要的日子或他們的生日，或忘記參加聚會，他們仍然愛我。

即使連我都不愛自己時，他們仍然愛我。這些真正的好朋友使我的生命更美好。

　　但是找到真正的好朋友並不容易。我學會觀察出他人是否具有下列 3 項負面特質：偏見、無知、缺乏包容力。如此一來，我和我的女兒不至於受到不必要的折磨。我必須承認，歷經許多錯誤我才練就這身功夫。現在只要一發現具有上述 3 項負面特質的人，我立刻轉身避開，走得遠遠的。幫助他們正確認知並具有包容心，並非我的責任。

　　你面對如此多的困難，常常想將心中所有苦楚一吐為快。有時朋友向你傾訴他的隱私，你也會告訴他一些自己的祕密。這就是為人父母者建立友誼的方式——尤其是母親們。遇到心胸開闊、包容力強的人，這是一種美好的經驗。但不幸地，一般人通常不了解精神疾病，且非常懼怕這種疾病。他們認為你的孩子具有危險性，或認為你的孩子是「瘋子」。如果他們有小孩，更希望離你遠遠地。有時告訴他人你的孩子有精神疾病，他可能不會保守祕密。你心中最深處的祕密，只能告訴真正值得信賴的朋友，否則只會將事情弄得更糟。

　　♥　有精神疾病的孩子非常需要關愛，而我們的體力、感情、精力都有限，應付起來非常吃力。我已經學會將壓榨我的精力或不支持我、讓我覺得不舒服的人，排除於我的生活之外。這樣做說起來簡單，我卻學了很久。而且有些人你不能不和他交往，如親戚、老師、

鄰居等。對於這些人，我維持表面的禮貌，絕不向他們說出心中的祕密。

提供援助的團體

朋友固然可以助我們一臂之力，但他們沒有能力提供我們所需的特別協助，除非他們自己也有躁鬱症子女。與躁鬱症子女一起生活，可能面對艱難的感覺和情緒問題，所以你必須自己組織一個支援體系。社會上有若干正式或非正式團體，可以提供你所需的援助。

♥ 我剛參加完躁鬱症母親會（Mothers of bipolars）的每月例行聚會回到家裡。這種聚會總令我情緒激動。我帶茱莉這麼多年，已全然明白身為躁鬱症子女的母親的感受。我花了數小時與這些偉大的母親們交換意見。她們有些撫育躁鬱症子女已 10 多年。我相當了解，對於經常變動且各人不同的狀況，你永遠無法成為真正的專家。

有時我覺得自己已經度過最黑暗的日子，將逐漸步入坦途。事實上，我不過位於起步階段。除非有水晶球，我無法預測未來將是什麼景況。看著這些母親們的眼睛，我感受到她們強烈的情緒，逼得我移開視線。她們的眼神包含痛苦、恐懼、失望、勝利、鬆一口氣或筋疲力盡，我都非常熟悉。我覺得與她們緊密相連。對於互相了解情況的人，隻字片語就能溝通。

　　從外部看我們這群人，你永遠猜不到我們為什麼聚在一起。我們是不同類型的女性，各有不同的生活方式。但我們一起歡笑、開玩笑、哭泣，或熱烈討論。如果你經過我們身邊，將難以相信你聽到的內容：孩子企圖自殘、精神病院、藥物、丈夫、精神科醫師。當我們在宣洩情緒時，你很難相信這是一群堅強、有能力且愛孩子的媽媽。沒有這些人，我不知道如何走過死蔭的幽谷而倖存。

　　「我知道我給莘蒂的建議非常重要，但仍然不夠。我的兩個孩子輕鬆地度過每個成長階段。我的觀察雖然不完全有用，但很有價值。我有一名和茱莉同樣年紀的兒子。我告訴莘蒂，茱莉的行為有些與我的兒子相似，因此茱莉的行為並非每一件都是躁鬱症的表徵。沒有躁鬱症子女的母親，很難理解躁鬱症兒童母親的處境。我曾見過茱莉最糟糕的狀況。我和莘蒂花許多時間討論如何幫助茱莉。我相信莘蒂說的每件事，但我就是無法體會莘蒂和茱莉共同歷經這些事的感受。在莘蒂發現由躁鬱症兒童的母親組成的團體時，我了解她找到自己需要的協助。參加聚會讓她釋放不少壓力。在這社團中，她無須多做解釋，每人說的都是真話。會員們給予莘蒂的支持超過任何朋友或親戚所給的。參加聚會後，她總會打電話給我敘述當天的情形。莘蒂需要我這位朋友，但她也需要這個社團以協助她應付躁鬱症子女。」（雪兒）

親戚的支持

父母親和其他親戚希望我們成為成功且堅強的人，使我們很難開口向他們要求協助，或接受他們的幫助。有些人則企圖隱藏家裡有躁鬱症子女的事實，因此不願意接受親戚的協助。還有些人希望生活中保留一些不受躁鬱症子女影響的空間。其實如果讓親戚參與我們生活中遭逢的困難，應該可以形成強力的支援網。

如果你覺得接受父母親或親戚的協助沒什麼不好，也必須確認你不是占他們的便宜。親戚們應付你的躁鬱症子女有相當大的壓力，而他們對你們母子或母女的處境也百感交集。

「莘蒂和傑夫充滿期待，我們也滿懷高興。我們為嬰兒準備了一個小房間，希望新生命是我們生活的一部分。茱莉出生時，我們就像眾多初為祖父母的人一樣興奮。她是宇宙的中心。我們希望不時看著她，和她在一起。她經歷的每個成長里程碑都令我們驚喜。茱莉顯然是我們見過最聰明的孩子。她 9 個月大就會走路，之後沒多久就會說一整個句子。我們都覺得非常驕傲。她進資優學校就讀時，我們一有機會就大肆炫耀。

茱莉在我們家過夜或她父母親去度假時，我們總要花極大的精力才能哄她入睡。控制她的行為也非常困難。我們知道莘蒂和傑夫非常辛苦，因此希望多幫忙。我們很難理解茱莉的個性，總認為過人的聰明導

致她難以應付。

從茱莉 3 歲起，莘蒂帶她去看醫師，希望能找出答案。茱莉被診斷出是躁鬱症時，我們覺得天崩地裂。這個小小孩是我們的生命之燈，我們曾認為她日後會有大成就。是否我們的夢想將破碎？我們心碎了——為茱莉，為我們的女兒莘蒂，以及傑夫。

照顧茱莉確實非常辛苦。我們試著幫忙，但幾乎沒有效果。有時候茱莉會完全失去控制，等她父母回家時，我們已經瀕臨精神崩潰邊緣。我們努力學習，但仍然無法照顧外孫女。莘蒂感覺到我們不勝負荷，愈來愈少要求我們幫忙。我們甚至不告訴莘蒂，照顧茱莉時發生了哪些麻煩。我們認為她已經受夠了，不想再增加她的負擔。我們也認為，莘蒂不希望我們得知她照顧茱莉時遭遇的麻煩——因為我們只擔任「後備」的角色。有時莘蒂不讓我們進門，吆喝著要我們離開。後來莘蒂向我們解釋，她不想讓我們看到最糟糕的一面。回想從前，但願我們對莘蒂更坦白，莘蒂也會對我們更坦誠。

家族裡有一位躁鬱症孩子，受影響的人相當多，包括阿姨、舅舅和表兄弟姊妹。身為躁鬱症孩子的外祖父母，確實是生命中的艱鉅挑戰。我們無法為女兒「修理好」這個小東西。如果你的處境和我們相同，你也會和我們一樣，不時有罪惡感和無助感。家族成員之間的互動相當複雜，每個人都應該坦誠以對。雖然有些話難以啟齒，卻勝過遮遮掩掩或彼此關係緊張。

現在茱莉 11 歲了，祖孫之間已建立起我們期望的
親密關係。我們常常和她相處。她知道我們無條件地
愛她，願意永遠守著她。她現在的狀況非常好，值得
我驕傲。近來，我們又恢復對茱莉未來的高度期許。」
（茱莉的外祖父母）

均衡你的生活

你無須時時都為孩子和家庭付出。你也必須為自己製造快
樂、輕鬆和滿足，雖然這些都是無形的。你固然知道均衡的生
活相當重要，卻不容易知道如何創造均衡生活。

均衡生活的第一步，就是界定自己認為有意義的事。每週
或每天撥出一點時間給自己，你覺得有意義嗎？彈性安排照顧
自己和家庭行事計畫，你覺得有意義嗎？快樂的生活對你有意
義嗎？一旦你了解自己的需求，就可以按照下列建議滿足自己
的需求。我們知道你很忙，但你必須排出時間，定期進行這些
活動。請選出你認為最重要的活動，嘗試去做。務必記住，照
顧自己也能為孩子豎立好榜樣。

放鬆自己

每天做一些讓自己覺得舒服的事。放縱一下，即使 5 分鐘
也可以！生活中有許多簡單的快樂──一片巧克力、一杯雞尾
酒、小歇片刻、晚上與朋友外出，或讀一本好書，都能讓世界
變得全然不同。這些能振奮你的精神，讓你記得自己也是人，
而不是孩子的附屬品。但是在壓力沉重且繁忙的日子裡，你很

可能忘了去尋找這些樂趣。在行事表中，每天安排在同樣時段做這些事。在電冰箱旁貼張紙條，提醒自己不要忘記這些放鬆自己的小事。

「我覺得自己被躁鬱症套牢了。時間總是不夠用。我必須加班工作賺錢，以支付孩子的醫藥費，但孩子也需要我在家裡陪他。雖然我很用心，仍然不免有遺漏或錯誤。別人告訴我應該也照顧自己時，我真想大叫。他們不了解，如果我花時間照顧自己，代價將是孩子的病情會惡化！我試著想一些方法可以同時照顧我們母子。目前我只發現看電影這一項。在電影院裡，我們兩人都能放鬆下來，專心於我們之外的事物。或許有一天，我能自己單獨享樂一下。」（莫妮卡）

「我坐在車裡等著接兒子時，覺得很不耐煩，覺得自己快要發脾氣了。如果我隨身帶一本雜誌，早幾分鐘到學校，就可以享受數分鐘輕鬆時刻。這樣能使我的心情更輕鬆，也可以更有耐心，對我們兩人都較好。」（漢娜）

強迫放鬆

每一個人都偶爾（或經常）需要聽一些讚美自己的話。希望你的週遭有某些人能不時講一些稱讚你的話。你覺得需要實際且好聽的話時，不妨打電話給這些人。

每天稱讚自己也很重要。剛開始這樣做時，或許你覺得有點怪，不過久了就會習慣。有時我們會責怪自己沒有照顧好孩子，因此必須安慰自己、告訴自己，這其實是一件很困難的工作，我們已經做得不錯了。沒有任何人比我們自己更了解，我們一天做了多少事。當你忍耐住想尖叫的衝動，值得稱讚；做完當天該做的事，值得稱讚；在適當的時機說適當的話，值得稱讚；妥善處理一個難題，值得稱讚；做一個好的抉擇，值得稱讚。為自己驕傲及感謝自己的成就，自己會覺得很舒服。

> 「凱蒂診斷出有躁鬱症已經好幾年。當我察覺我再也承受不住時，總會有一種平靜的聲音響起。我知道自己能調整得很好。雖然有時我覺得再也撐不下去，事實上我還是能撐下去。我不斷提醒自己，到了某個時間點後，一切都會容易多了。」（黛樂）

面對負面情緒

每天戒慎恐懼地保護孩子、照顧孩子，再加上憂心他未來的安全和幸福，確實令人身心交瘁、沮喪和失望。有時你會憎恨躁鬱症，以及它為孩子和你及全家人帶來的苦難。有時悲傷哭泣不如微笑以對。心裡有負面情緒時，倒不如承認自己有這些感覺，然後試著化解它，而非漠視它或壓抑它。你也應該了解，躁鬱症孩子的父母有負面情緒是正常的，而且並非針對孩子，因此無須有罪惡感。這些負面情緒說明你遭遇躁鬱症的真正感覺。但是你傾訴負面情緒的對象務必是真正了解你的人，

並知道你深愛你的孩子。你的傾述不過是要釋放一些壓力。

> 「我以前是快樂又樂觀的人。但這人很久以前就
> 消失了。我覺得被打敗。我恨躁鬱症。」（莎莉娜）

> 「我覺得艾蜜莉榨乾我全部的精力。我心力交瘁，
> 無法想像再過一天這種日子，更別說還有許多年。」
> （凱西）

♥　有時我為自己舉辦「可憐蟲派對」。只有我一人
參加，我在派對中盡情可憐自己。趁著孩子們去上學
時，我花幾小時觀賞有口無心的脫口秀，或是趴在床
上哭泣。我不接電話，也不和任何人說話（除了我自
己）。然後我覺得心裡較舒服。孩子們放學回家時，
我已經完成心理武裝，又能重新面對生活。

單純又簡單的快樂

歷經這許多辛苦而存活下來，你應該為自己找一些快樂。
如果能和孩子一起度過歡樂時光固然很好，但有時父母也希望
暫時擺脫孩子。精神病院裡的醫師和護士也需要休息，而且他
們的上班時間只有 8～12 小時。

找出能使自己快樂的事，計算花多少時間和資源能獲得這
些樂趣。或許你無法去享受一次芳香浴，卻可以偶爾去修一次
指甲。或許你和配偶可以外出度週末，或晚間在外約會。或許

不可能放長假，但應該可以有整個週末的休閒假。有些樂趣就在你的家裡。趁孩子不在時讀一本好書，或玩拼圖遊戲。不論何種形式，花多少時間，生活就是不能沒有快樂。快樂的生活能使你成為更優秀的父母。

專業協助

　　朋友、親戚和援助團體雖然能幫不少忙，卻無法提供躁鬱症兒童的父母所需的所有協助。你的心裡恐懼、情緒緊張，必須做許多抉擇。這些內心的波動不適合對一般人提起，只能與專業人士討論。生活的沉重壓力已足以使你發生心理問題，需要專家為你疏導。就像某位母親在聊天室裡說的：「有一名躁鬱症子女對父母的精神健康相當不利。」

　　無須等到發生危機時再處理，你確實需要定期去看專業心理醫師。心理醫師不但能避免你陷入危機，更能使你具備較好的能力面對辛苦的日子。你的治療師應該能調理你的感覺和需求。如果他辦不到，換一位心理醫師！為自己找到優秀的心理醫師，就像為自己的躁鬱症子女找一位好醫師同等重要。

可以考慮服藥

　　藥物可以協助你的躁鬱症子女控制自己的行為和情緒，對你也一樣。孩子應該吃他該吃的藥，你也該服用你需要的藥。朋友、生活中找樂子、援助團體、心理醫師，或許仍不足以幫助你應付焦頭爛額的日子。如果你發現自己產生負面情緒、精

神不振、心情低落、焦慮不安、情緒波動激烈、覺得無助，使你無法正常處理日常事務，你就必須與醫師討論該不該服藥。

　　「我開始服用樂復得（Zoloft）後，對生活有新的
　　觀感。一切事情都變得較不悲觀，也不再那麼嚴重。
　　我面對的事仍然和以前一樣，但我覺得可以應付得來。
　　我的心情比以前好多了，也覺得自己較有能力處理兒
　　子的問題。」（海樂）

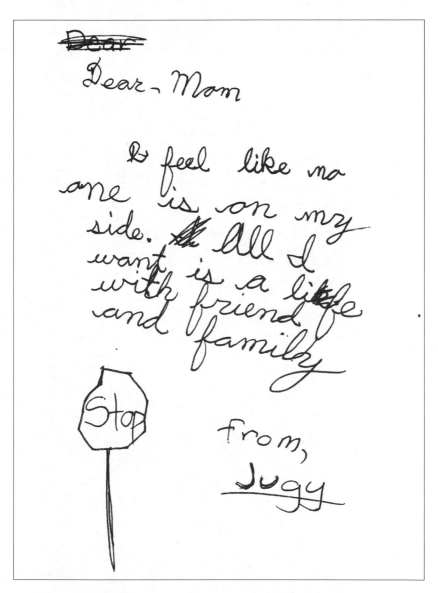

茉莉 9 歲時寫的字條。

（親愛的媽咪：

我覺得媽媽和我是同一國。我很希望和朋友及家人在一起。茉莉）

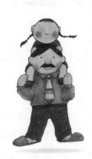

第 六 篇

協助孩子與躁鬱症共處

第十四章

孩子的日常生活

　　你的生活和其他正常孩子的父母不一樣，你的躁鬱症子女
的生活也和其他孩子不同。他和你一樣，每天都需面臨嚴苛的
挑戰。你愈能了解他面對的情況，就愈能幫助他。了解躁鬱症
子女面對的挑戰，能使你區分他的行為與意向，如此一來，即
使你對她的行為失望，卻不會對她失望。

　　本章的陳述，部分是父母親所說，部分直接出自躁鬱症孩
子。這些敘述可以協助你了解，你的躁鬱症子女在生活中面對
的艱辛。我們建議的「應對方式」可以協助你和你孩子應付這
些狀況。這些方法並非屢試不爽，而是幫助你試著去發掘哪一
種方法對你的子女最有效。

　　「嗨，我的名字是茱莉。我今年 8 歲，我有躁鬱
　症。得了這種病真的很辛苦。我吃很多藥，而且常要
　去看醫師。我確實需要幫助。我知道你們的小孩也需
　要幫助。有時我會非常生氣，而且不知道該怎麼辦才
　好。但我知道大家還是愛我。我對躁鬱症孩子有個建

議——你們應該放輕鬆，做自己該做的事。你該做的
事就是儘可能了解自己的情緒，才能好好控制自己。」

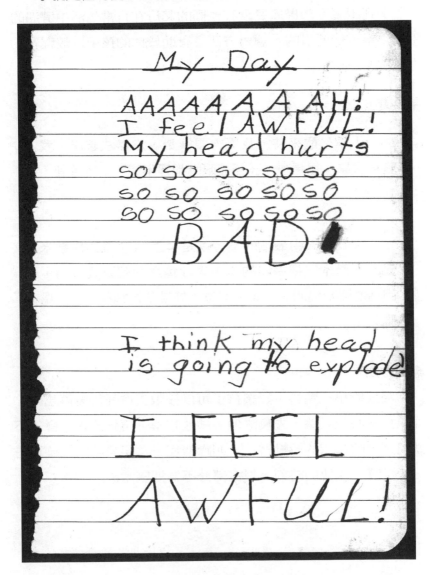

茉莉 10 歲時的日記

躁鬱症兒童的一天

下列困境是躁鬱症兒童和他們的父母在日常生活中遭遇的困難。每小節所附的「應對方法」有助於你的孩子以較輕鬆的方式過關。

早晨起床

「早晨醒來時，我覺得頭很暈，沒辦法起床。我覺得很累、很想睡，甚至連眼睛都睜不開。」（茱莉，10歲）

「我一天中最怕的事，就是早上叫8歲的傑勒米起床。原本安靜平和的家，幾秒鐘之內就變成戰場，因為他開始尖叫、吼叫、哭泣，外帶拳打腳踢。」（瑪雅）

應對方法

鬧鐘撥早一點響，好讓孩子可以按數次貪睡鈕後再起床。如果孩子必須服藥，先喚醒他，餵他吃藥，再讓他睡一會。不妨訂定準時起床的獎勵辦法。叫躁鬱症子女早晨起床，確實是一天中最不愉快的時刻。對這部分不要期望太高。

起床後的動作：穿衣、刷牙、整理房間、吃早餐、準備上學物品

> 「家人取笑我，每天早上花太多時間才準備好出門。櫥櫃和抽屜裡的衣服太多了，我真不知道該穿哪一件。我拿不定主意，只好坐在床上看著那堆衣服，直到媽媽來幫我的忙。」（丹尼絲，8歲）

> 「每天早上第一個出現在我腦裡的念頭就是『死』。我看著鏡中的自己，告訴自己，今天不適合自殺。有時我必須告訴自己：『不要動手！』」（傑西，10歲）

應對方法

前一天晚上先準備好必要的物品。書包整理好，要穿的衣服掛起來。或讓孩子穿著隔天要穿的衣服睡覺。列一張檢查表，好讓孩子自己逐項檢查，無須由你一一提醒。訂定完成每項動作的獎勵辦法，給予最重要的動作最高獎勵。允許孩子在放學後或壓力較小的時段才整理房間。允許孩子在進行準備工作時可以發脾氣。你務必認知：比起其他父母，你必須給孩子更多幫助，好讓他準備好去上學。

服藥

> 「我很討厭每天吃中飯前被叫到醫護室去吃藥。

201

每逢那時刻，我會讓自己看來很忙碌，希望老師忘了
叫我去吃藥。我總是拖到最後一刻才去醫護室。我也
很討厭其他小朋友問我為什麼要去醫護室。」（茱莉，
7 歲）

「其他小朋友看著我吃藥，使我覺得很尷尬。我
很怕他們取笑我，或認為我有病或很古怪。」（莫妮
卡，11 歲）

應對方法

孩子聽話吞下藥後，給他適當獎勵。以正面方式向他說明
他為什麼要吃藥。告訴他，藥物可以讓他「主宰自己的脾
氣」，或幫助她更快樂，或使她不害怕。孩子不肯吃藥時，絕
不可讓步。要求醫師開立不同形式的藥，如藥水加藥片等。根
據孩子的年齡和個性，教導他如何答覆其他小朋友關於為什麼
要吃藥的疑問。如：「這是一種特製維他命。」或「不干你的
事。」或「吃藥讓我覺得較舒服。」或「我媽媽要我吃的。」
或詳細解釋腦部生物化學。和孩子討論哪一種回答最適當，並
演練這些說辭。

上學

「我以前很聰明，現在卻覺得其他小朋友比我聰
明。我想我是全班最笨的一位。」（茱莉，11 歲）

「我數著每一分鐘，直到放學媽媽來接我，接下

來我就不必努力裝乖寶寶了。一整天裝乖孩子實在很
累。我希望趕快回家，可以要發脾氣就發脾氣。」（喬
爾，9歲）

應對方法

與教育心理學家或治療師討論，哪一種學習環境較適合特
殊需求兒童。研究各種選項：個別教育計畫、特殊教育課程、
提供精神失調兒童課程的私立學校、非傳統型學校。然後選擇
最適合你孩子就讀的環境。必要時應該轉學，讓孩子得到他需
要的特殊協助。保留孩子各項測驗和評估的紀錄，提供給新老
師參考。定期讓孩子做智商和心理測驗，以即時察覺孩子在這
些方面的變化。

和學校老師保持密切聯繫，以掌握孩子進步的狀況，以及
何種方式對他較有效。了解老師在學校裡有指導和矯正孩子行
為的權利和義務。支持老師，使孩子學會接受另一位大人的規
範和指導。和老師保持密切聯繫，還可以防止孩子兩面欺瞞的
手法。

別期望孩子在各方面都表現良好。與老師聯繫，以了解孩
子哪方面較擅長、哪方面較不足。聯絡孩子班上同學的家長，
以了解他們對教學方法及小朋友互動等的看法，供自己參考抉
擇。有些問題並不是因為你的孩子有躁鬱症造成，而是小朋友
們都遭遇同樣的問題。指導孩子在某方面多努力時，不可忘記
讚揚他在其他方面的表現。

要求學校做一些特別安排，如：

▲讓孩子的座位較靠近老師──坐最前面一排或前五排內。

▲儘可能減少限定時間的測驗。

▲減少不必要的抄寫作業，增加啟智性的家庭作業。

▲減少你孩子個人的書面作業數量，使他可以和其他孩子在同一時間做完，但必須要求品質。

「凱莉在學校的表現非常好——當她願意時。但她並非每一門課程都出色。她對科學非常著迷，我認為她將來在這方面會有大成就。既然如此，她的拼字不正確、不知道南北戰爭發生於何時、對幾何也毫無概念，又有什麼關係呢？」（蘿拉）

「喬登和茱莉從 3 歲就玩在一起，他們唸同一所幼稚園，後來又成為私立學校資優班一年級的同班同學。莘蒂和我互傳許多字條，討論我們孩子的老師、家庭作業、孩子在學校的行為，以及孩子對學校的看法。有許多次我必須向老師確認，莘蒂所敘述茱莉在家的乖張行為確有其事。老師們都不敢相信，根據老師和喬登的說法，那段期間茱莉在學校的表現非常正常。顯然她真的非常聰明。

茱莉三年級時，似乎不再那麼聰明，而且出現一點學習障礙。可憐的莘蒂從高峰跌落谷底，忙著和老師討論。莘蒂必須努力辨明，茱莉在學習方面的問題是否與躁鬱症有關，還是另有原因。可憐的茱莉也明白，自己從聰明絕頂變成笨小孩。這是心理發展失調引起她生活劇變的其中一個面向。

　　莘蒂和我原本對孩子的教育無所不談，後來我們的話題一觸及這方面，只能泛泛交換意見。我控制自己，不提及兒子在學校的優良表現，以免傷莘蒂的感情。但她也不喜歡我欲言又止。我知道她仍然關心我兒子的課業，然而我們就是無法像以前一樣盡興地談。事實上也不可能回到從前那般暢所欲言，因為我們關心的孩子教育問題已經處於兩個極端。現在我們討論的範圍僅限於一般性的教育問題，很少提及孩子們的表現。」（雪兒）

家庭作業

　　「做家庭作業時我很生氣，因為實在太多了。我尤其怕數學。我的數學真的很差，我知道自己這一科不會及格。」（茱莉，10 歲）

　　「我開始做功課，許多事就會跑進我的腦裡，使我無法專心。我沒辦法完成家庭作業。」（馬克，8歲）

　　「我喜歡的科目，考試前都會好好溫習。我不喜歡的科目，為什麼要溫習？老師都叫我做一些很蠢的事。我不喜歡別人的命令。」（基利，11 歲）

應對方法

　　嘗試用各種方法讓孩子願意做功課。你的孩子可能喜歡先玩一下，或先進行一些消耗體力的活動，才開始做家庭作業；也有些孩子喜歡放學回家先做功課。讓你的孩子在精力最旺盛時做作業，通常是在晚上 9 點。規定每天於固定時間在固定位置寫功課——每星期 4 次。如果沒有家庭作業，這段時間必須看書。孩子可能不知道從何處著手做功課。你可以將作業分成若干小部分，除了她正在做的那一部分外，其餘全部遮起來。或將家庭作業分先後順序，除了孩子正在做的那一部分，其他的先放在一旁。製作一張檢查表，她每做完一項，就在那項目做記號。聘請大學生當家庭教師，幫忙你督導孩子做功課——通常孩子在有外人監督下表現較好。請老師訂正家庭作業。

　　請老師協助下列事項：

▲要求老師同意，在孩子無法完成或做不好功課時，你可以減少家庭作業的份量。

▲要求老師給你一份家庭作業明細表。

▲說明各項家庭作業的優先重要順序。

▲將份量多的家庭作業分為若干部分，各訂定完成時間。

▲提供家庭作業的範本。

▲偶爾讓孩子口述答案，由你代寫。

▲鼓勵孩子運用電腦打字，減少手寫。

課外活動

　　「有時練習棒球我就哭，我也不知道為什麼。媽媽告訴我，直接告訴別人說我很難過就好了。但我過

一會兒就沒事了。」（約翰，6歲）

「莎曼莎完全無法參加團隊體育活動。她無法準時做好準備。教練講話時她也沒辦法專心聽。等候上場時她很焦躁。參加運動團隊對她而言得不償失，她無法獲得樂趣，我在一旁也壓力沉重。」（仙蒂）

應對方法

確認孩子確實喜歡某種活動，而且非常有興趣。認清孩子的實際能力——你的孩子很可能只能應付學校、家庭和日常生活，課外活動可有可無！別因為其他孩子都打棒球，所以你的孩子也必須打棒球。如果你決定讓他做課外活動，最好選單人運動，不要參加團隊運動，如此他就無須耗費心力於社交上。你可以自願幫忙，以就近照顧並了解他活動的情形。可以在家裡做的運動對你的孩子應該較適當。此外，建議你將孩子一天中狀況最佳的時段排定為做課外活動的時間。不要讓孩子在短時間內從一項活動轉移至另一項活動——躁鬱症兒童很難將注意力由一件事轉移至另一件事。

治療

「放學後，其他小朋友都去玩或練習橄欖球，我卻必須去看無聊的醫師。」（雪碧，7歲）

「那個白痴在我手臂上戳了兩次，才抽到我的血。我恨她！」（茉莉，8歲）

「我們坐在她無聊的診間裡談話。她的眼睛像恐
龍眼睛,而且她講的事真的很難懂。這種治療對我毫
無幫助。真不知道我為什麼必須做這種治療。吃藥已
經讓我好多了,不曉得媽咪為什麼帶我去那裡。」
(賈斯丁,10歲)

應對方法

選擇孩子壓力最小的時段去看醫師。固定在看醫師之前和
之後安排有趣的活動和獎賞,例如去便利商店由他任選一種自
己最喜愛的糖果、租一張他喜愛的影碟,或逛商場。如果孩子
接受治療時表現不佳,便取消診後獎賞。但切勿因為孩子的行
為表現不好而取消治療——這正是讓醫師看到你孩子最糟狀況
的機會。如果你屈服一次,取消看診,孩子就會想盡辦法讓你
再次屈服。

在治療過程中較困難的時段(如抽血檢驗),和孩子討論
事後獎賞的內容,以分散其注意力。讓孩子掌握若干治療程序
的主導權,如先抽血或最後才抽血。帶一個小玩具,讓他在做
測試時拿在手上把玩。讓她將自己想問醫師的問題列成一張
表,並當場發問,如她的身體、她的情緒、她吃的藥等。鼓勵
她自己和醫師說話,不必由你代為轉達。

與小朋友相處

「我沒有朋友。每個人都恨我!每個人都對我生
氣!他們很笨。」(傑克,11歲)

　　「我恨莎拉。她說她再也不和我玩，然後就跑開
了。她不想玩我想玩的遊戲，我打她，將她推下床。
她想玩的遊戲很無聊，沒有人會喜歡玩那種遊戲。她
對我不好，這回她麻煩大了。」（庫妮，10 歲）

　　「我想要的東西，我一定想辦法弄到手。我知道
要怎麼說才能達到目的。有時我激別的小朋友生氣，
純粹為了好玩。我喜歡看別人被我捉弄的樣子。媽咪
說我不應該惡作劇，但我就是忍不住。」（柏列安，
12 歲）

應對方法

　　如果你的孩子還小，可以由你來主導他交往的對象，務必
為他慎選朋友。如果孩子大到可以自己選擇朋友，你認為哪些
小朋友較適當，可誘導他多交往。少數幾位好朋友勝過許多朋
友，以免對你和他造成太大壓力。邀請適合特定活動的朋友參
與這項活動。如：有些朋友適合一起游泳，有些朋友適合一起
過夜；有些朋友可以單獨前來，有些朋友必須由父母陪同。小
心控制小朋友的數量，每次一位或兩位最適當。規劃數種遊戲
讓你孩子選擇和小朋友一起玩什麼，否則與小朋友討論要玩哪
種遊戲會使他受不了。儘量避免你的躁鬱症子女去別人家玩，
最好邀請其他小朋友到家裡來。排定與小朋友同樂的日期。如
果孩子們發生爭執，你可以間接介入。根據狀況，建議小孩們
去看電影、逛商場、去趣味餐廳，或騎腳踏車等。事後與你的
孩子討論和小朋友玩的情形及遭遇哪些困難，建議他將來如何

應對。和孩子約定暗號,當他希望朋友回家時,只須打暗號給你,避免明說的尷尬。確認小朋友的父母在家,萬一你的孩子失控或將要失控,可以立刻帶小朋友回家。務必記住,無須告訴所有小朋友的父母你的孩子有躁鬱症,除非有必要或有助益的時候。

♥ 父母都希望孩子有最好的玩伴。對於躁鬱症兒童,朋友相當重要。不幸的是,他只喜歡能受他作弄和操控的玩伴,更喜歡能一再原諒他的玩伴。父母都想保護自己的孩子,我卻必須常常保護茱莉的玩伴。躁鬱症不是其他小朋友必須承受的負擔,而茱莉的行為可能非常惱人和可怕。茱莉 8 歲時和小朋友一起玩,我還必須在一旁盯著。那時我已經能先期察覺茱莉將開始發作,有時我能即時導正,有時也束手無策。

我獲得許多寶貴的經驗。年紀較大的孩子較成熟,也較會處理小朋友間的摩擦。他們的父母也似乎較能體諒其他小朋友的缺點。年幼孩子的父母則沒機會知道較大孩子應該有哪些正常行為。

我信任且尊敬特定幾位小朋友的父母,並且經常和他們聯絡。我放心讓茱莉去他們家玩,因為如果茱莉搞砸了場面,他們不會怪茱莉,也不會怪我。我儘可能邀請茱莉的朋友來家裡玩,以控制她不亂來,或在她即將失控時幫助她。

我的一些朋友努力了解並疼愛茱莉,對她付出耐心,但他們也必須同時保護自己的孩子不受茱莉欺負。

面對這種情形，我心裡很痛苦。了解自己的小女兒有多大的破壞力，確實令人心碎。我相信你可以想像，與茱莉和我做朋友確實不是一件容易的事。

「我的女兒瑪莉亞今年 8 歲。我較喜歡她和不是長子或長女的小朋友玩。父母通常對長子或長女有較高的期望，對弟妹則較不嚴格。瑪莉亞表現不好時，這些非長子、長女的小朋友較能接受。」（雪莉）

深夜時分

「腦裡有 500 個思緒在奔馳，實在無法睡著。這麼多思緒很難讓我輕鬆睡覺。」（約瑟夫，8 歲）

「所有人都睡著了，我覺得孤單又害怕。」（茱莉，10 歲）

應對方法

播放持續且單調的音樂，以降低其他聲響，避免孩子受驚嚇。即使孩子睡不著，也要求他待在自己房間內，最好躺在床上。床邊擺書籍或玩具、電視遙控器，讓孩子睡不著時留在床上玩。入夜之後，將你不希望孩子去的地方都上鎖。大門加裝警鈴，以避免孩子半夜溜出去。在孩子的房間裝錄影監視鏡頭。

♥ 我費盡心機，終於讓茱莉躺在床上等候入睡。我捨棄小孩房間不裝電視的觀念，在她房裡安裝電視加錄放影機，但沒有接有線電視線路，所以她只能看影碟。這麼做，至少我還能知道她在房間裡大概看什麼玩意。這方法很有效，使她在睡不著時有事可做。我又一次突破既有觀念，做了之前認為自己不可能做的事。

堅持的重要性

針對某種狀況，你終於想出應對的方法，但這種狀況仍隨時會改變。你必須持續做些改變，以試驗哪一種方式有效，哪一種方式沒用，但大原則不能改變。為了應付躁鬱症子女日常生活中發生的困難，父母必須經常想新的招數。

正常孩子的父母偶而可以允許孩子破例，他們會向孩子解釋，因為狀況不一樣所以破例，但以後仍必須遵守既定規則。他們的孩子可能會胡鬧一下，但只要父母干預，孩子很容易就收斂。相對地，如果你破一次例，將成為你的躁鬱症子女永遠的把柄。你一旦開了先例，他就會一再糾纏要你再來一次，直到你投降為止。躁鬱症子女認為，既然曾經成功，就會再度成功！所以你千萬要堅守原則。你的孩子愈了解他必須遵守的界線——知道哪些可以改變，哪些不可以改變；了解哪些他能掌控，哪些他不能掌控——你們的日子就會更平安。

另一方面，教養躁鬱症子女與教養正常子女確實有若干方法不同，但仍有許多相同的方法。因此你必須閱讀教養正常孩

子的書籍，並與正常孩子的父母交換養育心得。正常孩子因為年紀、發育、學習、社交等原因，會遭遇某些問題，你的躁鬱症子女也一樣。因此你必須辨明，究竟是躁鬱症導致的問題，還是正常孩子也會發生的問題，以協助你的寶貝解決問題。

第十五章

處理艱難狀況

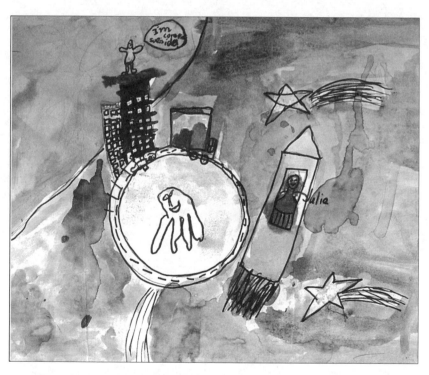

茱莉三年級的美術老師很喜歡這張圖畫,將它掛在教室的牆上一個多月。老師沒注意到站在建築物頂部那人說的話:「我要自殺。」以及下方街道上躺著的屍體註明「茱莉」。

應對艱難時刻

大多數孩子成長至某一階段，或面臨重大轉變，或處於特別的情緒狀況，都會有一段艱難時期，父母也很難幫得上忙。躁鬱症兒童的父母除了應付孩子因躁鬱症發生的問題外，也必須面對相同的狀況。因此你會面臨一些特別的艱難時期——可能你孩子的行為非常離譜，或怪異行為持續的時間非常長。

面對艱難時刻，不論是突發事件引發或壓力沉重所導致，最重要的就是你不可捲入風暴——雖然要做到這點很不容易。如果讓自己的情緒隨著孩子的情緒亢揚，你們兩人會很難平靜下來。因此當你發現情況非常糟糕，你已經無法處理時，除了注意維護孩子的安全，你不必採取任何行動。因為這時不採取行動是最佳選擇。當然，說起來容易做起來難。任憑孩子自己處理可怕的情緒問題，你很難不產生罪惡感。

其次，遭逢艱難狀況時要使自己的情緒客觀。務必記住，孩子的行為可能不是出自他的真正意圖。他不是要激怒你，而是無法控制自己。因為問題發生起於他的腦部生化狀況，所以你無能為力。你只須讓他知道你會在一旁陪著他，讓他知道你愛他，你了解他不是故意的。保持冷靜，才能保護你的孩子以及你自己。記得將這次狀況記在孩子的行為紀錄表中，以供治療師和精神科醫師參考。

即使你對孩子的狂怒和不當行為不生氣，仍然難免產生負面情緒。每位父母在孩子發生問題時都會在心裡想：「為什麼我要生孩子？」或「我做錯了什麼事，得到這種報應？」或「希望這孩子離開我，自己照顧自己，好讓我安靜。」這種反

應非常正常。而且你會比正常孩子的父母更常有這類想法。務必記住，當心裡萌生這些負面想法時，不妨承認自己確實有如此想法，無須有罪惡感並壓抑它。有時你的確有生氣的理由，但不表示你不愛你的孩子。如同我們先前說過的，一旦你能克服因負面想法產生的罪惡感，就可以戰勝這些想法，讓它們不致經常浮現。

♥ 我開車時，茱莉常常會情緒失控。有時我覺得自己像關在車裡的囚犯。情況惡化時，我會不理她，假裝聽不見她罵人的話，但她的一字一句都像拳頭打在我心上。她通常都是由小事開始，抱怨晚餐的食物、抱怨頭髮打結等。每件事都是因為我的錯。她罵我是可怕的母親，說她想要離家出走，去別的地方住。她說她知道我不愛她，因為我從來不為她做任何事。在我駕車的全程中，她以最惡毒的話一路罵到底。

我特別記得有一次，我們在夕陽西下時駕車返家。那是我見過最美麗的落日，橘亮的渾圓火球和紫色雲彩在天際輝映。但茱莉卻開始發脾氣，並且很快地完全失控。她開始尖叫，愈來愈大聲，叫聲一次比一次長。整體狀況可怕又緊張，我覺得自己快要瘋了。我怎麼勸都沒有用。她一再咒罵：「我恨你！我恨你！我恨你！」

最後，我駛向路肩停車，抓起行動電話走出車外。我的心臟快速蹦跳，忍不住哭起來。茱莉在車內座椅上打滾，兩腳猛踢車窗，一面尖聲大叫。我撥了一位

好朋友的電話號碼，告訴她：「如果你不和我講話，我要殺了她！」當然，好友在電話裡安慰我，幫我整理好自己的情緒。我坐回車裡，開車回家，心裡想我的女兒下一步會做什麼。一進家門，茉莉似乎完全正常了，整晚都表現得像沒發生過任何事一樣。我覺得筋疲力盡，挫折又迷惘，好像被一輛卡車撞到。我很難相信這是一名 6 歲小女孩的行徑。

困難的抉擇

如果孩子的艱難時刻過於可怕，或持續時間太久，或過於頻繁，你應該從醫療和撫育的觀點考慮是否增加或改變治療項目。很不幸地，躁鬱症有許多相互關聯的因素，很難以單一方法解決各面向的問題，而且往往使你陷入見樹不見林的錯誤。如果你覺得無法應付或束手無策時，試著以客觀情緒面對當前的狀況。如果可能，試著找出這狀況最重要、最影響生活的哪一面向，並試著解決這面向的問題。然後評估這個解決方法對其他次要問題的影響。你可以將每個解決方法牽涉的枝節都寫下來。或許你無法找出全面性的解決問題方法，但深入研究可以幫你找到最佳的解決方式。

選定解決方法後，你會疑慮是否其他選擇更好。當情況不能如你預期般獲得解決時，你會懷疑自己的選擇是否正確。即使是正常孩子的父母，也都有類似經驗，只是他們的抉擇較單純。而我們面對的抉擇，卻是諸如孩子吃藥將衍生影響一輩子的副作用。躁鬱症兒童的父母為孩子做的決定，影響重大。

　　當你懷疑自己的抉擇時，回想當初為什麼做這個決定。當時你依據哪些資訊做抉擇？當時你考量的最重要因素是什麼？當時有哪些選擇？現在你有了更豐富的資訊，而且先前的決定並未達到預期效果，顯然你的決定不好。但限於當時的資訊，這個決定或許是當時的最佳選擇。或許你不是衝動型的父母，你深思熟慮後的選擇，結果並非對孩子最好。所謂「事後諸葛永遠正確」。記錄所有的資訊和做抉擇的經過，供下一次孩子再遭逢艱難狀況而必須做抉擇時的參考。或許下一次的狀況和選項與之前迥然不同，但你做抉擇的程序仍然相同。

　　「艾西莉的狀況突然劇烈惡化。根據我們的觀察，她歷經 1 年的相對穩定期後，突然完全失控，我必須快速採取行動。因為她突然長高許多，剛調整藥品劑量，而且她的學校即將舉行期末考，還有我們已經安排了一項為期兩週的全家度假行程，再加上我丈夫出差國外。我幾乎快瘋了。

　　我應該立即為她辦理住院？還是等小兒科醫師和精神科醫師會診後，要求他們再調整藥品劑量？或是不管她的成績，留她在家裡不讓她去上學？或是去和老師討論，是否課業壓力太大，要求老師給她較長的考試時間？我們已經預訂的度假行程必須在兩週前通知旅行社，才可以退費。艾西莉是否將進行密集治療，不能去旅行？我是否該取消行程辦理退費？顯然我必須迅速做決定。但此時正好是週末，精神科醫師忙線中，我也聯絡不到丈夫。

　　我想送她去急診，但她的行為並沒有完全失控，也沒有企圖自殺的行為，急診室可能拒收。最後我決定，先請一位了解艾西莉且了解躁鬱症的人為她看診。於是我打電話給經常照顧她的醫師，約好星期一早上去看診。我發簡訊給學校，替艾西莉請假，並聲請期末考補考。我打電話給旅行社，要求給我一點取消行程的時限通融。我取消週末的所有行程，為其他孩子安排遊樂去處。如果狀況緊急，艾西莉必須送急診，我得在醫院陪她，因此我打電話預約褓母，有需要就來家裡照顧其他孩子。

　　事實上，整個週末我沒有離開艾西莉 1 分鐘。週一我帶她去看診，醫師建議我們立刻住院。我覺得有點罪惡感，怨自己週末沒有送艾西莉去急診，或許已錯過最關鍵的治療時機。醫師安慰我，即使送急診，那裡的醫師對艾西莉不了解，可能察覺不出她必須立即住院。醫師並告訴我，我照顧得很好，所以艾西莉沒有傷害自己。

　　我向旅行社確認，丈夫和其他孩子將按照原訂計畫去度假。如果情況允許，艾西莉和我也一起去。如果我們不能去，由於原因是生病，我也要求旅行社退費。但我現在還沒時間和他們討論。」（李絲莉）

防止孩子自殺

　　閱讀至此，你已經獲得許多躁鬱症的知識，你的孩子也正

在接受治療。或許你非常不願意閱讀這一小節。因為你認為，妥善的治療和豐富的知識能避免危機。或許吧！事實上，即使照顧妥善，躁鬱症仍能在轉瞬之間引起無預警的嚴重問題。你對於將會發生什麼狀況知道得愈多，就愈能辨識狀況，並快速且適當地處理。因此請繼續看下去，或許有一天你欣慰自己有這方面的認識。

許多躁鬱症兒童傷害自己之前，會顯現徵兆。最普遍的徵兆是生氣。我們的孩子通常很自大，認為他們可以做很特別的事（尤其是危險的事），而不至於受傷。所以即使你的孩子沒有自殺傾向，他的行為也可能非常危險。

很不幸地，對於躁鬱症患者的自殺徵兆、自殺率，以及預防自殺方面的研究，只有針對青少年和成人的部分。雖然青少年和成人患者的自殺比例較高，但兒童患者也曾發生自殺的案例，只是缺乏確切的統計數字。

有些父母認為，孩子在你面前提到要傷害自己，只是想讓你煩惱。事實上這種看法很冒險。如果你的孩子提及死亡或自殺，或喜歡冒險、喜歡做非常危險的事，表示你的孩子可能有自殺傾向。如果有這種情形，務必嚴肅處理，不可認為他年紀太小不足以傷害自己。

年紀小的孩子通常受大人的直接監督，很難有積極的自殺行為，但並非不可能。年紀小的孩子不了解死亡將一去不返，他們無法處理自己的複雜情緒時，可能以自殺來解決問題。兒童有能力使自己置於喪失生命的危險情境。6 歲的孩子可能爬上屋頂，然後跳下。10 歲的孩子可能逃家流浪荒野，置自己於險境。這些行為就和成人吃整罐安眠藥或舉槍自戕一樣嚴重。

如果你的孩子威脅要自殺，或採取實際的自殺行動，而你沒有採取妥善的應對方法，他遲早將造成自殺的事實給你看。如果你認為孩子有一絲絲自殺的可能性，務必採取因應對策！不要讓孩子離開大人的視線，儘可能將他安置在沒有危險性的場所；試著和他溝通他的感覺和惡劣心情，幫助他朝積極的方向思考。

此外，找一位精神科專家討論。這位專家最好是孩子醫療團隊的成員。如果不能帶孩子去看精神科醫師，至少和他藉由電話溝通，以決定孩子應該去普通醫院掛急診，或是送去精神疾病專科醫院。醫師可能會建議你帶孩子去參加治療課程，也可能建議你為孩子調整藥物，然後儘速去看診。

如果狀況很緊急，你又聯絡不到精神科專科醫師，你還是必須有所行動。等連絡到醫師後再採取行動不是好方法。你可以打電話給孩子的治療師，或打生命線請求協助。如果你覺得孩子有立即危險，立刻打電話叫救護車送孩子去急診室。即使你採取的因應措施不是最好的，但任何措施都勝過沒有作為，反應過度勝於消極反應，要求他人幫助勝過獨自一人處理。

♥　孩子想要自殺或自殘最讓父母憂心。茱莉5歲時，第一次提到自殺。5歲的小女孩居然想自殺？當時她大發脾氣——又哭又踢又尖叫，滿地打滾，亂摔東西。她從樓上對著樓下的我大叫沒人愛她，她討厭自己，如果她自殺從此消失，我們都會很愉快。她威脅著要從窗戶跳下，或逃家永遠不回來。有一次她吊在樓梯欄杆上（約12尺高），大叫：「我要跳下去！我要跳

下去！」她只用指尖抓住欄杆。

「有時安妮卡覺得自己很笨，什麼事都做不好。
她討厭每件事，而且說她想要消失。她說：『如果我
從窗戶跳下，沒有人會想念我，而且你們每個人都會
很高興。』一個 7 歲的小女孩說這樣的話，做媽媽的
該怎麼辦？」（艾莉卡）

「我朋友的孩子生氣時會說：『你討厭我，我希
望你沒有生下我來。』或『我希望我生在別的家庭。』
但我的孩子生氣時卻說：『我要在火車進站時跳下軌
道自殺，這樣我就不必和你在一起。』」（溫蒂）

住院

想到送自己的孩子去精神病療養院住院，確實讓人驚恐。
好萊塢電影《飛越杜鵑窩》（One Flew Over the Cuckoo's Nest）
的畫面頓時浮現在你眼前。如果孩子有自殺或自殘傾向，或精
神分裂徵兆（發生幻覺、錯覺，或脫離現實），或持續相當期
間的嚴重憂鬱，或跡象顯示腦部化學狀況嚴重失衡，需要密集
監視或調整藥物，就必須住院。

好消息是，現在的精神病療養院與我們在電影中看到的場
景全然不同。多數療養院的設施較像學生宿舍而非刑罰室。雖
然房門上鎖，規矩繁多，密集監視，但這些措施都是為了保護
你的孩子。住在管理良好的療養院，你的孩子將與同年紀、精

神狀況相似的孩子在一起，並有學校課程及適合孩子的活動（如：去福利社買糖果、外出散步、與你外出用餐等）。療養院裡有駐院治療師，為你的孩子進行治療。你可以親自參觀精神病療養院，根據自己的保險、財務狀況、交通便利性，選擇最適當的一家，以便在必要時送孩子去住院。選擇時還必須觀察療養院的人是否友善、細心，是否能妥善照顧你的孩子。

如果你接受孩子必須住院的事實，並選定適當的精神病療養院，而且這家療養院有床位，接下來就是確定你的保險是否給付費用。你還必須了解辦理住院的相關手續。如果是明顯的急診案件，例如孩子企圖自殺，由一般醫院的急診室轉送，通常可以立刻獲准住院。這時你可以立即將孩子送進保險公司的特約醫院，再通知保險公司，並申請孩子必須的治療。部分醫院急診室人員和精神科醫師會協助你辦理這些手續。如果不是急診案件，就算你做的每一個程序都正確，也要經過相當長的時間，才能獲得保險公司許可住進療養院。

「我們找不到任何一家療養院有空床位可以讓志願住院的 8 歲孩子入院。最後我們請警察將孩子送去急診室做評估。只有在狀況真的非常糟糕時，符合急診案件標準，我們才能將他送進療養院。能夠在狀況進一步惡化前讓他接受治療，確實比較好。」（坦雅）

「克萊兒曾經衝上交通繁忙的大馬路，曾經行為狂暴到逼得我們叫警察來處理，曾經用手打破玻璃窗。但保險公司仍然說她不符合住院或半自費住療養院的

標準。我認為除非克萊兒真的傷害自己，否則保險公司不會點頭。」（摩根）

「精神科醫師告訴我們，如果凱莉再出現昨晚我們見到的狂暴行為，就必須讓她住院。昨晚還沒有走出診間，凱莉就發作了。她大聲尖叫，不願意進入車裡。我強迫她上車，但是她一直尖叫，用腳踢座椅。我開車時，她打開車門，作勢要跳車。我抓住她的衣領，同時用力踩煞車。我勸她關上車門，但幾分鐘後她又再來一次。凱莉認為我要帶她回家，所以開始失控。我騙她說我們要去別的地方，不是回家。但是我心裡很害怕，將車開往最近的派出所。

還好警察幫了大忙。一位警官和凱莉談了許久，告訴她許多逃家的小孩都受到傷害。但凱莉一點也不怕，她一直尖叫著說要「離去」。好心的警察答應護送我們到醫院。在急診室裡，凱莉用身體撞牆，打壞桌椅，尖叫著說她要吃東西。但她停止尖叫的短短時間不夠她吞下食物。急診室醫護對她的行為訝異極了。雖然他們重複地說，不曾收住 8 歲以下的孩子，但最後醫師還是讓她住院。」（安妮）

「唯一能讓克莉絲托入住的療養院，必須開車數小時才能到。我們花了好幾天時間，打了千百通電話，醫師及我們解釋了無數次，療養院才終於答應讓克莉絲托住院。我們的女兒才 9 歲，但我們已經歷這種狀

況 3 次。真不知道我還能不能忍受下去？那些治療何時才能產生較持久的效果？」（蘇珊）

「蜜雪兒知道如何玩這場遊戲。在家裡，她是尖叫不停、揮舞尖刀的惡魔；在急診室，她是可愛安靜的小天使。我費了許多唇舌，告訴醫護人員她之前 8 小時的狂暴行為，他們才開始當一回事。我說服他們打電話給蜜雪兒的精神科醫師，確認她確實會在瞬間爆炸式地發作。最後急診室同意送她去精神病療養院住院 3 天。院方安排救護車轉送。到療養院後，她和心理顧問高興地聊了 3 小時。心理顧問為她爭取到 3 天的保險給付。

住院的前兩天，蜜雪兒的表現幾近完美。第三天，她終於發作了。我早料想到她最後終於會忍不住而發狂，還好這種情形發生在她還在療養院的期間。親眼見識她的狂暴後，精神病院終於安排她長期住院，並轉送至另一家療養院，住了好幾個月。」（康黛兒）

如果孩子已到了必須住院的地步，你必須了解下列事項：

▲如果因為住家因素或保險公司給付的條件，孩子必須住進一般醫院，但這家醫院並沒有精神科，這時你必須為孩子辦理轉院。如果你知道哪一家療養院適合你的孩子，告訴醫療人員。醫護人員與保險公司洽談時，你必須在一旁緊盯著，好讓孩子有機會住進那家療養院。

▲許多療養院晚上也可以辦理住院。如果危機發生在晚上，你

無須待在急診室或一般醫院過夜，當晚就安排轉送進住。但你必須事先請醫護人員確認療養院願意晚上辦住院手續。

「克里斯丁在學校裡發作失控。他和老師爭吵，用腳踢校車，還對校長大吼大叫。我妻子去學校接他，帶他去治療師那裡。克里斯丁將治療師的收音機開到最大聲，使所有的人都無法說話。我關掉收音機，他氣得捶收音機。我試著抓住他，他卻又踢、又打、又罵人。治療師警告他，給他幾分鐘冷靜下來，否則就要評估他是否應該住院。他當然不受恐嚇。他從生氣到大笑、吐口水，再到咒罵。治療師打電話召來警察。4 名警察合力才抓住他，他甚至打警察！最後警察制住他，帶他去醫院。我們在醫院等救護車，將他轉送至 4 小時車程遠的療養院。然後我們又費了 3 小時填表格。辦完手續，已經天亮了。」（馬克）

▲如果你認為自己可以控制住孩子，並確保他的安全，可以自行將他從一般醫院轉送至精神病療養院。如果你控制不住孩子，請救護車轉送。
▲療養院的功能在於提供密集治療，以及確保孩子的安全。一旦孩子經過藥物調整，並接受足夠的治療，將會較為穩定，不至於自殺或行為錯亂。這時孩子或許繼續住院接受更長期的治療，或者可以返家，參加每日治療計畫。醫院將會通知你孩子的狀況，並建議適當的後續治療方案。
▲孩子一住進醫院，父母們都會急著問：孩子要住院多久？接

受哪些治療？多久可以來探望一次？原本是你全天 24 小時照顧的孩子，突然要交到他人手上，確實難以適應。你當然十分心急，但是在孩子做全面評估前，他們無法告訴你答案。你雖然心急如焚，卻必須忍耐下來，以免煩擾照顧你孩子的醫護人員。最好請孩子的精神科醫師幫忙，請他提供必要資料給療養院，並為你取得上述問題的答案。

▲孩子必須住院，表示他的狀況確實很糟，或無法控制自己。他不介意自己身在何處，也不介意承受任何他行為的後果。住進療養院，你的心情比他更惡劣。但換個角度來思考，住進療養院，大人和小孩都可以鬆一口氣。

▲孩子住進療養院後，院內的精神科醫師將接手照顧他。這些醫師將與孩子平日的精神科醫師聯絡，但住院期間他們將主導醫療事宜。

▲此後你必須彈性安排行事表。你必須參加家庭治療課程，與醫護人員溝通，並探視孩子。

心痛的感覺

孩子發生危險時，父母的注意力都集中在孩子身上。有時你也必須釐清並處理自己面對艱難狀況時的感覺。除了為你可憐的孩子心碎外，或許你因為無法幫助孩子而有罪惡感；或許覺得自己處理錯誤；或許你自私地希望逃避艱難狀況，讓自己有平靜的時刻；或許你怨恨孩子花費你許多錢；或許你認為自己處理得不夠好而生氣。

「為瑪莉辦理住院時，我的心情很惡劣。但她不
在家，我們其他人可以享受安靜平和的日子，察覺到
這點，我的心情更惡劣。在療養院裡固然有人照顧她，
但我擔心他們沒有我做得好。」（本妮絲）

這些感覺完全正常，而且這些感覺不會使你不盡全力照顧
孩子，但會使你的壓力更大。你應該釐清這些感覺，去除這些
感覺，使你可以全心照顧孩子。然後儘快去看你的心理醫師，
調適自己的壓力。

「我剛接到繼父的電話。他告訴我，遭判處強制
治療 1 個月的 29 歲弟弟從強制治療的精神療養院離開
後，躲進旅館房間割腕自殺，然後打電話叫救護車。
他大喊救命，眾人忙著將他送進醫院，還好沒有什麼
大礙。

我很高興他沒事，但有受騙的感覺。他曾經告訴
我，離開療養院雖然緊張但很高興。我竟然相信他。
我覺得自己很笨。之前幾星期他曾經和我聯絡，我也
理性地幫他思考解決問題的方法。我顯然沒有發覺，
他非常擔心離開療養院後將會陷入何種情況。但我們
通電話時他一派輕鬆，我絲毫未起疑。

他說他已經做好準備，將找一份工作養活自己。
我認為他這種想法相當正面。我認為他害怕獨自應付
一切，希望繼續強制治療。我不相信他故意這樣做一
一他說有一個聲音指示他如何做。他的行為足以說明，

躁鬱症患者確實非常懼怕離開療養院，所以他想盡辦法回去。我真蠢，我對他的期望竟成為他的障礙。

　　歷史又重演了，每次某項計畫對他發生效用時，他就開始胡鬧。我父親為他付所有的罰款。傑西自己也曾被處罰做各種社區服務工作。我母親為他在地下室佈置一個房間。我的親生父母和繼父花費數十萬美元，為傑西付醫療費、律師費、生活費。數年前，他在一輛巴士上鬧事，纏訟數年，終於獲判保護管束。

　　現在除了必須安排傑西的照顧計畫外（如果法院不判他坐牢），我可憐的父母還必須整理自己的情緒。我無法想像父母如何長年忍受兒子的不正常，現在兒子又有自殘或自殺的可能。更糟的是，他們現在已經明白，這次自殺不會是最後一次，將一次又一次重演。

　　至少傑西又接受治療了。如果他自己、家人和法院不知道他的行為是因為精神疾病，後果難以設想。如果他及早被診斷出有躁鬱症並進行治療，或許不會惹出這麼多麻煩。」（雪兒）

　　「我心碎地讓 11 歲的兒子馬克住進療養院，他卻很高興能離開這個家。他迫不及待地想認識新室友，催促我往返開車 6 小時為他拿日常用品。我向他說再見，想要抱抱他，馬克卻微笑轉身離去。」（珍妮佛）

　　「今天我覺得自己不是好母親。我去療養院探望 9 歲女兒，但心裡空蕩蕩的沒有任何感覺。」（希樂）

　　躁鬱症兒童身陷危機時，需要許多專業人士照顧。各位家庭成員必須參與決策、提供專業人士資訊、陪伴孩子、處理保險事務、照顧家裡的其他孩子，以及處理其他瑣事。切不可由你自己一人承擔所有的工作，否則你的身體和精神都將不勝負荷。如果你還不曾將各項工作分派出去，現在就開始學習這麼做。務必讓每位分擔工作者的精神和體力都負擔得起。孩子陷入危機時，若是除了關心孩子外其他事都不管，不但無法使孩子脫離危機，而且將使其他家庭成員發生問題。

危機過後

　　危機處理完畢後，最重要而且最困難的工作，就是恢復自己的信心。你心裡可能悔恨：為什麼自己沒有及早察覺徵兆，避免危機發生？為什麼自己沒有帶孩子去專科醫師處，以避免危機發生？為什麼自己沒有在適當的時機做適當的事，協助孩子度過危機？罪惡感和疑惑在你腦海裡纏繞不去。

　　然後你開始擔心：下次你是否能及早察覺孩子陷入危機的徵兆？自己是否能幫助孩子免於陷入危險？自己能停止擔心嗎？自己是否知道「正確」的解決方法是什麼？這些問題的答案都是肯定的。如果你仔細回想危機如何開始，當時你做了哪些決定，評估其他做法是否更好，並擬訂下次發生危機時的處理方案，你將更有能力控制並處理經常狀況和特別危機。

　　孩子陷入危機時，你難免有「自己如此命苦」的感嘆。但是漸漸地，日子將平靜下來。新的正常生活或許和舊的正常生活不一樣，而你也將繼續擔心新的危機隨時會發生，但是你和

其他家人將會適應新狀況。

「我的弟弟 27 歲時，才被診斷出有躁鬱症。這種
病加上酗酒的不良習慣，使他惹上許多麻煩。家裡的
人已經習慣於面對法院、警察、信用卡公司及精神科
醫護人員。我們已經學會搜尋治療計畫。我們尋找失
蹤人口的本事勝過警察。我們總有一人在傑西附近暗
中監視他的行動。我們學會在傑西的晚輩前隱藏憤怒、
失望和恐懼，也學會如何輪班照顧傑西，不使任何人
的精神或體力不勝負荷。

我們想出一套辦法，分擔照顧傑西的責任並彼此
照顧。我父母理解我只是姊姊，不是傑西的媽媽，所
以他們分擔較重的責任。他們鬧離婚已經許多年，但
現在聯合起來幫助他們的兒子。最重要的是，我們每
位家人都明白，我們不能對傑西抱太大期望，免得陷
入失望。每發生一次危機，我們耗費的精力逐漸減少，
也逐漸淡然處之。我們儘量幫助傑西，但不能讓他的
事主宰我們的生活，或妨礙我和丈夫及孩子的幸福。
我們總有一人守在電話旁邊，待命處理傑西可能製造
的麻煩，但我們不希望真有事發生。」（雪兒）

第十六章

孩子的未來

不可心存幻想

你穿越死蔭的谷地，難免期望峰迴路轉的光明。但與你的躁鬱症子女同行，這絲光明既遙遠且黯淡，也或許你永遠見不到光明。現在孩子還小，日子已經這麼難過，未來的漫長歲月將如何度過？

你和你的孩子都相信他可能有一個美好的未來，這非常重要。但你也必須了解，這個美好未來可能永遠不會到來。許多躁鬱症兒童的父母，親眼見到他們的子女逐漸獨立，終於成為能自己負責任的成人，讓他們終於輕鬆了。你也可以有同樣的期待。迄至目前為止，你照顧躁鬱症子女的工作愈來愈繁重，也愈來愈困難。或許你擔心將要照顧他一輩子。

或許你擔心孩子連青少年期都無法安然度過，更別說是長大成人了。如果你蒐集躁鬱症患者最後結局的資料，可能更加悲觀。雖然躁鬱症患者的自殺率很高，但如果小時候就確診並進行治療的兒童，自殺率明顯降低。由於你正在閱讀本書，顯

然你已經帶孩子去接受診斷和治療，並準備好長期照顧他。

　　就像其他正常孩子一樣，你的孩子進入青春期後，荷爾蒙和生物本能將進一步刺激他的行為，他的異常行為和異常想法將更怪異。這時你除了對正常青春期孩子的關心外，還必須在孩子身高大幅衝高時，提醒醫師是否應該調整藥物劑量。或許你應該換醫師，找一位較熟悉青春期躁鬱症的醫師，取代專精兒童躁鬱症的醫師。另外我們還有好消息。根據統計，兒童時期就診斷出躁鬱症並進行治療，相較於有這種症狀卻未被診斷出來的兒童，以及青春期或成年才發生躁鬱症的人，前者沉溺於毒品、菸、酒的比例低得多。

　　「我剛聽說一名 17 歲的躁鬱症少女和一名 25 歲的男子私奔。她的父母最後終於在拉斯維加斯找到她。我被這消息嚇壞了。女兒今年才 8 歲，我已經招架不住，等她進入青春期後，我該怎麼辦？」（莉莎）

　　你試著教導孩子如何照顧自己、控制自己，以幫助他成為獨立的成人。但如果孩子真的脫離你的掌控，你可能覺得更可怕。不知道關於他的每件事，令你覺得怪怪的。你希望他獨立，又擔心他獨立後發生的麻煩。

　　也就是說，你的孩子可能在你的生活中頻繁進出。有時他希望你放他單飛，有時他又希望你像孩子般照顧他。你最好期望並接受這種狀況，也就是你的孩子無法成為完全獨立的成人。如果他能獨立，你當然高興；如果他不能獨立，你也無須失望。

雖然養育躁鬱症子女非常辛苦（有時你希望一切如魔術般消失），你仍然願意將他撫養長大。即使孩子超過 18 歲，如果他有需要，你仍然願意繼續照顧他。

♥ 對我而言，躁鬱症最痛苦的部分，就是茱莉生氣時對我的態度。她的表現似乎真的認為我不愛她、不關心她。這絕不是真的，但我還沒想出辦法改變她生氣時對我的錯誤觀念。她大約曾經說過上千次「我恨你！」我認為最重要的，就是在她心底深處確實知道我愛她，而且永遠愛她。我希望她明白，我已經盡全力照顧她。我有時癡想，未來她將如何回憶自己的童年，她是否能回憶當時的實際狀況，還是經由她生病的大腦產生錯誤的回憶。

建立新看法

即使你已看完本書，承認挫折、失望和困難正肆虐你的日常生活，並獲知你的孩子必須接受治療但無法治癒，你的心情惡劣，而且這種惡劣心情將不時刺痛你。畢竟做父母的必須看這樣一本書，才能知道如何適當地照顧孩子，確實是一件令人心碎的事。養兒育女原本是一般人都能做到的事，為什麼我們做得這麼辛苦。有時我們不僅討厭自己孩子的行為，甚至恨自己的孩子。我們恨必須過這種苦日子，羨慕別人的正常孩子。我們的心情和思緒就像我們的躁鬱症孩子一樣絞成一團。

我們該怎麼辦？這是上天的安排，我們別無選擇，也不能

坐視不顧。我們只能改變自己的看法，就像認知行為治療法協助我們的孩子辨識、了解並修正他們的錯誤認知。

誰說天下的父母都必然用同樣方法養育兒女？誰說我們的子女不會是本世紀最偉大的藝術家、哲學家或作家？或許存在一個不可知的理由，才選中我們養育如此特殊、美好、情緒化的孩子。我們承受的艱辛挑戰，必有它的目的。

「我常說上帝賜給我這樣的女兒是一件非常美好的事。如果她生在一個缺乏耐心的家庭，必將流浪街頭。」（艾蜜莉）

♥ 科倫拜高中離我家只有數哩遠，但並非距離因素使我覺得這所高中「距我很近」。這所高中曾發生的校園屠殺事件令我膽戰心驚。我非常憂心茱莉的未來。我並非擔心茱莉會變成一位殺手，但她長大後，衝動、壞脾氣、不加思考的習性似乎不會改變。想到茱莉的未來，我常覺得害怕。但有時我又覺得，她註定要成大器。

你必然感嘆自己為什麼如此命苦，生下躁鬱症兒女。但換個角度想，你的孩子是精力和感情豐富且複雜的美好綜合體，潛力無限。照顧精神疾病子女，需要付出較多的父母心，具有較大決心及經過較多的醫療，但許多精神疾病患者最後卻成為成功、創造力豐富而且快樂的人。

♥　今天我有一項奇妙的體驗。我和茱莉的老師討論
她的課業和進步情形。我們討論她的數學技巧、書寫
能力，以及閱讀領悟力。我們談到她一天笑幾次，如
何和其他小朋友嬉戲打鬧，以及她的學業已經達到及
格水準。我突然了解一項很重要的事實——我必須以
不同的尺度評量茱莉的努力成果，不可以用其他正常
孩子的標準評量茱莉。

　　一旦我了解評量茱莉必須用另一種尺度，才能了
解她真正進步的情形。正常孩子的父母認為理所當然
的事，我卻必須努力去發現女兒是否如此——例如孩
子在學校快樂嬉戲。正常孩子的父母認為，只要孩子
的基本需求獲得滿足，就會快樂；但我的女兒卻必須
努力以赴，才能快樂過日子。一旦我們認清自己的孩
子不正常，我們才能真正了解自己的孩子。

　我們羨慕別人的生活，羨慕別人的孩子。躁鬱症兒童的父
母，不會有理所當然的事。我們的每一步都與別人不同。孩子
對我們說一聲：「我愛你！」是我們夢寐難求的事。足球比
賽、生日派對及舞蹈課程，都與我們無緣。我們付出的每分心
力，只能求得孩子的健康與快樂。

結語

　　你已經了解如何照顧你的躁鬱症子女，也獲知茱莉、傑西和喬伊遭遇的困境。現在我向諸位報告他們的近況。

　♥　最近兩週，茱莉的表現非常棒。我們進行一些「正
　　常家庭活動」——看電影及去餐廳用餐。看著她正常
　　地與我們一起活動，感覺真美好。我決心要和其他家
　　庭一樣，享受應該有的親子活動。我知道她隨時可能
　　發作，所以每分鐘都緊盯著她。11 年來，我不曾有這
　　種「正常感覺」。是否噩夢真的就此結束？理性地想，
　　其實不可能——但我仍然衷心期盼。

　　茱莉近幾年來的狀況相對穩定，雖然期間經歷父母離異和搬家。她目前就讀一所收容學習障礙學生的私立學校。她的成績很好，也喜歡上學。她在家裡和學校都有小朋友和她同樂。她目前服用的藥品為 Concerta、Wellbutrin、Zyprexa、利他能、Tegretol。她目前最大的困難是成長趨緩。我帶她去做好幾項檢驗，都找不出原因。確認她沒有任何毛病，我相當高興，但我擔心她吃的精神病用藥妨礙了成長。

　　傑西經過 5 個月的住院療程，似乎已經學會控制自己及為自己負責的方法。他現在仍然定期去醫師和治療師處，並服用 Neurontin、Zyprexa、Respirdal 和 Cogentin。找出最適當的藥物

組合、劑量和服用時間，仍然相當困難，因為他常有倦怠、長粉刺、發胖等副作用。雖然他的情緒仍然不穩定，但不致嚴重到影響他的生活和行為。他如今在政府機構上班，而且搬離家在外住。

喬伊很高興他腦中的「快樂」部分逐漸擴大與強固。他腦裡的「惡魔」部分現在非常安靜，很少指揮他做壞事。而且腦裡的「天使」部分甚至命令「惡魔」部分住嘴！他不再舔手指，也不再經常跑廁所。他說他不再擔心房間的牆塌下來，或車子過橋時橋樑突然斷落，或車子行駛在路上突然沒油。事實上，他不記得自己以前做過哪些事。他在學校的專注狀況還不錯，也不會像以前一樣講話滔滔不絕。他很高興藥物對他的幫助，而且認知行為治療法的功效不錯，使他可以減少藥量。

雖然他們3人的狀況目前都有所改善，但仍有許多找不到答案的疑惑，以及莫名的恐懼。面對未來，我們茫然無知。我們的孩子進入青春期後將開始分泌荷爾蒙，對他們的精神疾病有什麼影響？進入中學後，他們將如何面對校園裡的毒品、酒類和暴力問題？即使是正常兒童的父母，也無法完美處理孩子進入青春期後發生的問題。我們和正常兒童的父母一樣，面臨許多問題——但我們的變數更多。

我們有堅強的責任感，不只學習做青春期少年少女的父母，如有必要，我們還必須繼續養育他們許多年。我們不只必須察覺他們是否結交不好的朋友，還有是否養成酒癮，是否以禁藥取代醫師開給他的藥。我們的孩子必須學習獨立，但我們又擔心監督不週到。孩子進入青春期後，我們的教養工作將會更複雜且繁重。

　　但不論狀況有何變化，我們將永遠愛我們的孩子，並竭盡所能盡父母的職責。我們都知道，護士將漂亮的嬰兒抱給你的時候，並未做任何保證。天底下沒有任何一位父母知道自己的孩子是否將永遠完美、快樂與安全，但我們仍然愛他們、支持他們、照顧他們，並在撫育躁鬱症子女的過程中，找到愉悅和希望。

字詞彙編

躁鬱症診斷與治療的相關詞彙

下列詞彙曾在本書中使用，也是醫護人員診斷和治療你孩子使用的詞彙。在此給予明確的定義。

一般精神狀態（Neurotypical）

情緒、思維、感覺均正常運作的狀態。

小兒科醫師（Pediatrician）

專門診治兒童各種疾病的醫師，並能判讀精神疾病藥物測試結果，以全面性照顧兒童的健康。

分離焦慮（Seperation Anxiety）

孩子與父母分開時的嚴重焦慮感。

幻覺（Hallucination）

對於事件或物體的錯誤感覺。感覺者可能知道也可能不知自己發生幻覺。幻覺的形式包括以下多種：

▲聽覺：對聲音的感覺。聽覺的幻覺如：聽到某些聲音，或想像與他人對話。

▲味覺：對味道的感覺。味覺的幻覺如：覺得食物非常難吃，但其實是錯誤的。

▲嗅覺：對氣味的感覺。嗅覺的幻覺如：聞到濃煙味，但其他人毫無感覺。

▲身體感覺：身體的感受。身體感覺的幻覺如：覺得電流穿過皮膚。

▲觸覺：對觸摸的感覺。觸覺的幻覺如：覺得被觸摸，或有東西在皮膚上爬。

▲視覺：對景象的感覺。視覺的幻覺如：看見實際上不存在的物體，或嚴重扭曲某物體的外觀。

心理師（Psychologist）

不是醫生，不能開立藥方，但能進行心理測驗、辨識學習障礙、診斷精神疾病並提供心理治療的專業人士。

失調（Disorder）

心理或身體不正常運作的狀況。

日間留院治療（Day Treatment）

非住院治療。通常以教學方式進行，孩子每週末參加。

共病（Comorbidity）

單一患者身上同時存在多種不同傾向的症狀。

早熟（Precocious）

成長或發育比別人早，通常指智識方面。

行為計畫（Behavior Plan）

父母和精神健康照護專業人士共同設計的計劃性方案，幫助父母運用適當且一致的教養方法協助子女改善行為。

住院計畫（Inpatient facility）
准許病患入住醫療場所接受全天候照顧和治療的一種治療計畫。

抑鬱（Malaise）
不舒服和（或）不安的感覺。

其他未註明疾患（Not Otherwise Specified；NOS）
在診斷時用以指並不完全符合某特定疾病症狀描述的症狀。

居住照護（Residential Care）
病患居住在特定場所以接受持續性治療。

拔毛症（Trichotillomania）
一種心理失調現象，特徵是不時拔自己的頭髮以得到快樂或放鬆，導致禿頭。

治療師（Therapist）
受過治療訓練的專業人員，不是醫生或心理師，主要是社工或領有專業證照的個人。

社工（Social Worker）
受過專業訓練且領有證照的專業人士，能協調精神疾病的治療、評估與推薦。

初步診斷（Provisional Diagnosis）
由精神健康照護專業人士做出認為是正確的診斷，但尚未完全證實。

神經發展（Neurodevelopmental）

情緒、思維、感覺等精神功能的成長發展。

情緒失調（Mood Disorder）

不正常的極端情緒。

等同（Parity）

以同樣方式對待不同的事。如保險公司對生理性精神疾病必須等同其他生理性疾病理賠給付。

診斷（Diagnosis）

專業人士根據某些症候確定病名。

週期（Cycling）

躁狂與憂鬱發作的間隔期間。

感覺（Sensory）

即嗅覺、味覺、觸覺、聽覺、視覺等。

禁忌症（Contraindication）

不能給予病患某種藥物的原因，如先前服用這種藥曾引起過敏。

過動（Hyperactivity）

不正常的過度好動。

精神科醫師（Psychiatrist）

專門診斷和治療精神病患的醫生。

精神病（Psychosis）

不正常的心理狀態。症狀為個性狂亂、脫離現實、無法進行正常社交。

認知（Cognitive）

包括思考、感覺、知覺、推理等。

認知行為治療法（Cognitive Behavioral Therapy）

針對目前的實際狀況和問題，表達想法、感覺、因應行動及其相互間影響的治療方法。

憂鬱症（Depression）

症狀為無法集中精神、睡眠不安，且覺得憂愁、頹喪、無助。

暴怒（Rage）

劇烈、爆發性、持續性的暴力型發怒。

學名（Generic）

藥品的化學名稱，不受商標權保護，因此每一家藥廠都可以使用。

遲發性運動失調（Tardive dyskenesia）

舌、嘴唇或手臂呈現緩慢不自主抖動，為若干精神疾病用藥產生的副作用。

錯覺（Delusion）

錯誤的感覺或認知。

嬰兒哭鬧／嬰兒腹絞痛（Colic）

形容嬰兒嚴重的焦躁並長時間哭鬧。

藥劑師（Pharmacist）

負責調配藥方並對藥的效能、副作用、藥物間的相互效應、劑量等擁有廣泛性了解的醫療專業人士。

懸浮（Suspension）

藥品的一種型式。將藥片搗碎投入液體中，但不溶解。製藥廠未提供藥漿時，藥劑師以這種方法將藥片製成漿狀。

躁狂（Manic/Mania）

思緒快速轉變，行為異常激烈，說話快速，情緒異常亢奮。

躁狂憂鬱症（Manic Depression）

躁鬱症舊稱。

躁鬱（Dysphoria）

憂鬱與躁狂狀態同時存在或兩者頻繁快速地交互發作的情形。

國家圖書館出版品預行編目資料

家有躁鬱兒：一本幫助你與孩子的實用指南 /
　莘蒂‧辛格（Cindy Singer），雪兒‧柯任芝
　（Sheryl Gurrentz）著；褚耐安譯. -- 初版.
　-- 臺北縣新店市：世茂，2009. 07
　　面；　公分. --（婦幼館；107）
　譯自：If your child is bipolar : the
parent-to-parent guide to living with and
loving a bipolar child
　ISBN　978-957-776-995-4（平裝）

　1. 躁鬱症　2. 親子關係　3. 通俗作品

415.985　　　　　　　　　　　　98009225

婦幼館 107

家有躁鬱兒：一本幫助你與孩子的實用指南

作　　　者／莘蒂‧辛格、雪兒‧柯任芝
譯　　　者／褚耐安
主　　　編／簡玉芬
責任編輯／傅小芸
封面設計／鄧宜琨
出 版 者／世茂出版有限公司
負 責 人／簡泰雄
登 記 證／局版臺省業字第 564 號
地　　　址／（231）台北縣新店市民生路 19 號 5 樓
電　　　話／（02）2218-3277
傳　　　真／（02）2218-3239（訂書專線）
　　　　　　（02）2218-7539
劃撥帳號／19911841

戶　　　名／世茂出版有限公司
　　　　　　單次郵購總金額未滿 500 元（含），請加 50 元掛號費
酷 書 網／www.coolbooks.com.tw
排　　　版／辰皓國際出版製作有限公司
印　　　刷／長紅彩色印刷公司
初版一刷／2009 年 7 月

定　　　價／260 元
Ｉ Ｓ Ｂ Ｎ／978-957-776-995-4

合法授權‧翻印必究

本書如有破損、缺頁、裝訂錯誤，請寄回更換
Printed in Taiwan

讀者回函卡

感謝您購買本書,為了提供您更好的服務,請填妥以下資料。
我們將定期寄給您最新書訊、優惠通知及活動消息,當然您也可以E-mail:
Service@coolbooks.com.tw,提供我們寶貴的建議。

您的資料 (請以正楷填寫清楚)

購買書名:_____

姓名:_____ 生日:_____ 年 ____ 月 ____ 日

性別:□男 □女　　E-mail:_____

住址:□□□_____縣市_____鄉鎮市區_____路街
　　　　　_____段_____巷_____弄_____號_____樓

　　　連絡電話:_____

職業:□傳播 □資訊 □商 □工 □軍公教 □學生 □其它:_____

職業:□碩士以上 □大學 □專科 □高中 □國中以下

購買地點:□書店 □網路書店 □便利商店 □量販店 □其它:_____

購買此書原因:___ ___ ___ ___ ___ ___ (請按優先順序填寫)
1封面設計　2價格　3內容　4親友介紹　5廣告宣傳　6其它:_____

本書評價:____ 封面設計　1非常滿意 2滿意　3普通　4應改進
　　　　　____ 內　容　1非常滿意 2滿意　3普通　4應改進
　　　　　____ 編　輯　1非常滿意 2滿意　3普通　4應改進
　　　　　____ 校　對　1非常滿意 2滿意　3普通　4應改進
　　　　　____ 定　價　1非常滿意 2滿意　3普通　4應改進

給我們的建議:_____
_____
_____

傳真：(02) 22187539
電話：(02) 22183277

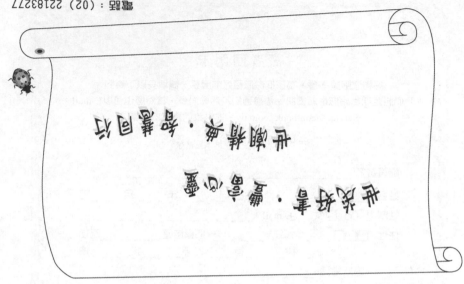

以讀書為樂，終身受用

廣告回函
北區郵政管理局登記證
北台字第９７０２號
免貼郵票

231台北縣新店市民生路19號5樓

世茂
世潮 出版有限公司 收
智富